DE LA

CONTRACTURE HYSTÉRIQUE

PERMANENTE

PAR

BOURNEVILLE

ANCIEN INTERNE DES HOPITAUX DE PARIS

Vice-secrétaire de la *Société anatomique*

ET

VOULET

DOCTEUR EN MÉDECINE

PARIS

ADRIEN DELAHAYE, LIBRAIRE-ÉDITEUR

PLACE DE L'ÉCOLE-DE-MÉDECINE, 23

1872

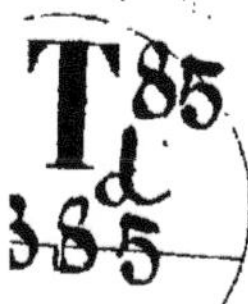

DE LA

CONTRACTURE HYSTÉRIQUE

PERMAMENTE

PARIS. — IMP. SIMON RAÇON ET COMP., RUE D'ERFURTH, 1.

DE LA

CONTRACTURE HYSTÉRIQUE

PERMANENTE

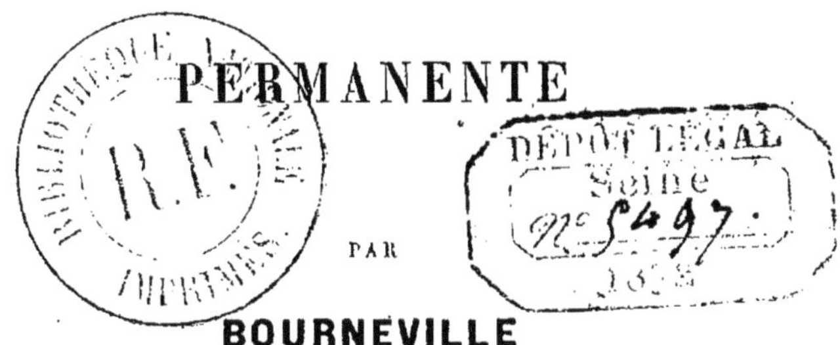

PAR

BOURNEVILLE

ANCIEN INTERNE DES HOPITAUX DE PARIS

Vice-secrétaire de la *Société anatomique*

ET

VOULET

DOCTEUR EN MÉDECINE

PARIS

ADRIEN DELAHAYE, LIBRAIRE-ÉDITEUR

PLACE DE L'ÉCOLE-DE-MÉDECINE, 23

1872

DE LA

CONTRACTURE HYSTÉRIQUE PERMANENTE

CHAPITRE PREMIER

HISTORIQUE

I

Si l'on jugeait de l'état de nos connaissances sur une maladie par le nombre des travaux dont elle a été l'objet, l'hystérie serait une des maladies les mieux connues; mais lorsque, voulant approfondir une partie spéciale de son histoire, on parcourt les auteurs, on s'aperçoit bien vite que les indications véritablement scientifiques sont mêlées à des erreurs ou à des hypothèses plus ou moins vagues. C'est ainsi que Pomme [1], à côté de détails exacts sur la paralysie et la contracture hystériques, qu'il appelle *racornissement des extrémités*, nous donne une foule d'explications tout à fait bizarres.

Si nous citons tout d'abord le nom de Pomme, ce n'est pas que nous voulions en inférer qu'avant lui on n'ait pas observé d'exemple de paralysie et de contracture hystériques : c'est parce qu'il a insisté quelque peu sur ce symptôme de l'hystérie. En effet, lorsqu'on lit les récits qui ont été faits, à diverses époques, des guérisons miracu-

[1] Pomme. *Traité des vapeurs.*

leuses des paralytiques, on constate bientôt que la plupart d'entre elles ont été opérées chez des hystériques et surtout chez des hystériques atteintes de paralysie avec ou sans contracture. Quelques exemples feront mieux ressortir notre pensée. Nous ferons en premier lieu un emprunt au travail de M. Littré intitulé : *un Fragment de médecine rétrospective*[1], travail rappelé par M. Charcot, dans ses Leçons à la Salpêtrière [2]. Il s'agit là de cures merveilleuses opérées sur le tombeau de Louis IX à Saint-Denis, à la fin du treizième siècle. Entre tous les faits rapportés par M. Littré, nous ne choisirons que ceux qui concernent la contracture hystérique.

[Une femme nommée Emmelot, de Chaumont, âgée de 28 ans environ, vint à Saint-Denis en France avec deux autres femmes ; elles se logèrent chez Emmeline la charronne. Emmelot était bien portante ; elle fit le service dans la maison le dimanche, le lundi et le mardi ; mais, dans la nuit du mardi au mercredi, étant couchée avec une des femmes qui étaient venues avec elle,

« Une maladie prist à la dite Emmelot, en la cuisse, en la jambe et en pié destres entour mie nuit. Et au matin la dite Emmeline vint à li et la trouva plorant, et li demanda que ele avoit, et la dite Emmelot li respondit que ele avoit einsi perdu l'us de la cuisse, de la jambe et du pié, que ele ne s'en pooit (pouvait) aidier. Et alors la descouvri icele Emmeline, et regarda les membres de la dit Emmelot ; et tout fust-il einsi que les dites femmes touchassent ses membres et maniassent et estreinissent forment (étreignissent fortement), la dite Emmelot disoit que ele n'en sentoit rien ; et quand on poignoit la dite Emmelot à une aiguille asprement es membres dessus diz, ele disoit que ele n'en sentoit rien, et ele apeloit saint Loys que il li aidast... Et pour que cil qui ilecques (là) estoient sceussent miex se (si) la dite Emmelot avoit perdu le sentement des membres desus diz, il mistrent le pié malade au feu, et li demandoient cil qui ilecques estoient, si ele sentoit la chaleur du feu ; mès ele respondoit que ele n'en sentoit rien ; et adonques la dite dame Emmelot pria ceux qui là furent que il la portassent au tombel du benoiet saint Loys, et se voua à lui, et dist que ele seroit touziours sa pelerine, et que ele ne mangeroit que une fois le jour de sa vegile. »

[1] *La Philosophie positive*, revue, etc., 1869, t. V, p. 103.

[2] *De la contracture hystérique*, in *Revue photographique des hôpitaux de Paris*, 1871, p. 193.

On fit ce qu'elle demandait avec tant d'instance ; on la porta au tombeau du saint roi, et ce jour-là elle en revint aussi malade qu'elle y était allée.

« Atout (avec) deux potences sous ses deux esselles, traint (tirant) après soi son pié envers, einsi que la plante estoit tornée par desus et le col du pié vers terre, si que les potences avec l'autre pié la soustenoient toute ; et sembloit que ele tresist (traînât) après li la cuisse et la jambe, ausi com s'il fussent liez et non pas conjoinz à l'autre cors. »

La malade visita moult de fois, comme dit le narrateur, sans obtenir d'amélioration dans son état, mais,

« Le jour du dyemenche en la passion de Nostre-Seigneur, au matin, Emmelot vint à toutes ses potences, malade aussi comme ele avoit acoustumé en traiant à li son pié, et ploroit appuyée au tombel, et paroit (paraissait) à son semblant que ele eust moult d'angoisse. Et en l'eure de prime de cel mesme jour, entre la messe matinal et la grant messe, en dementres que (pendant que) la dite Emmelot se gisoit auprès ledit tombel, ele se commença moult à dementer, à pleindre et à doulouser, et avoit moult d'angoisse, si come il aparoit à sa face. Et Marguerite de Rocigny et s'ostesse (son hôtesse) li demandèrent se nul l'envoit ferue ; et ele respondit que nenil, mès nostre sire Diex, dit-ele, et la Virge Marie et le benoiet saint Loys me deliverront tost ; car j'ai grand doleur es membres malades. Lors s'assist ladite Marguerite emprès li et la conforta. Et adonques la dite Emmelot commença à mouvoir le pié et la cuisse, et l'en vit ses os entrehurter ensemble et freindre et froier l'un à l'autre, en la maniere comme quant aucun tient noiz en sa main et les froie l'une à l'autre, si comme cil qui là estoient adonques le disoient, et un petit après ce ele commença à estendre ses membres et à esdrecier et à tenir les dreciez en tenant soit aux mains as aniax pendenz au couvercle dudit tombel qui estoit de fust (bois) ; et si se tenoit à deux mains ; et lors ele se leva en estant, et fu toute droite sur ses piez sans potences et sans aucune autre aide. Et après ce, tantost que ele fu esdrecie, ele vint au grant autel, qui est par trois toises loin du tombel et plus, par soi, sans potences et sans autre aide, et revint de l'autel au tombel, loant Dieu et beneissant le benoiet saint Loys qui l'avoit delivrée. En après la dite Emmelot monta les degrez par lesquex l'en va as reliques, sans potences et sans nule aide, et les besa et offrit un denier ; et ausi ele descendit ariere par soi, sans aide et revint au tombel, où ele fut longuement à genouz et fesoit ilecques ses oroisons. Et en ce mesme jour ele ala par l'église de Saint-Denis saine et délivrée et droite, par soi sans potence et sans aide. En se mesme jour, quant la messe fut dite, la dite Emmelot ala en la rue où ele demoroit quant ele estoit malade, saine et hetiée de la dite maladie, ausi come autre feme saine et hetiée. »

Après sa guérison, Emmelot voulut aller en pèlerinage en l'église de Notre-Dame de Boulogne-sur-Mer. Revenue de là après un assez long temps, elle fut chambrière en la maison de Jehan Augier du Saugier, bourgeois de Saint-Denis, pendant près de deux ans; elle était en bonne santé et portait de grands faix; à la fin, elle tomba malade chez Jehan Augier, et fut portée en la Maison-Dieu de Saint-Denis, où elle mourut.]

La dite Emmelot, femme jeune encore, sur les antécédents de laquelle les détails font défaut, fut prise subitement durant la nuit d'une *paralysie du membre inférieur droit avec perte absolue de la sensibilité*. Il s'y joignit, en outre, de la *contracture*, si nous en jugeons d'après le passage où il est dit qu'elle commença à estendre ses membres et à esdrecier, etc. Les premiers pélerinages demeurèrent infructueux. Enfin, le dimanche de la Passion, Emmelot retourne au tombeau. Ce jour-là, elle est en proie à une vive émotion, elle se lamente, elle s'agite, elle pleure. Puis elle ressent des douleurs dans le membre malade; bientôt l'extension s'opère en même temps qu'il se produit des craquements. Emmelot se lève alors, et s'aidant des anneaux du tombeau comme appui, elle parvint à allonger complétement le membre contracturé. Ces réflexions suffisent pour l'instant : passons à un autre exemple.

[Marguerite de la Magdaleine de Paris, sœur de la maison des Filles-Dieu, fut prise d'une maladie telle,

« Que son bras senestre, lequel ele avoit acoustumé avoir sain et hetié et lonc ausi com l'autre, fut si contret que quant ele l'estendoit tout come ele pooit, il n'avenoit, à toute la main senestre, fort jusques à la main du destre bras; et avecques ce, le pié, la jambe et la senestre furent si retrez que ele ne pooit metre lors les doiz du pié senestre à terre quant ele aloit; de quoi ele aloit à grant peine et à grand douleur et à grant angoisse, et avoit un baston de quoi ele s'aidoit. »

Cet état avait duré six mois sans amendement, quand Marguerite entendit parler des miracles faits au tombeau de saint Louis. Elle y alla.

« Ladite Marguerite se mist estendue sur la sepouture du benoiet saint Loys et fut ilec einsi estendue par tant de tens que l'on poist avoir dit une messe. Et come ele eust ilecques esté en grant devotion et en oroison, ausi com en micel tens, ele senti ses reins et ses hanches defroissier, et senti adonques doleur en ses membres ; mais tantost après ele se senti alegiée et délivrée de cele contreture et du bras et de la jambe et de la cuisse senestre. »

Marguerite fut guérie. Le bras malade devint pareil à l'autre ; elle put aller et venir, cependant elle demeura boiteuse.]

Le mode suivant lequel la contracture s'est produite chez cette femme rappelle, en quelque sorte point pour point, celui que M. Charcot a observé chez une de ses malades, Etchevery, dont nous relaterons l'histoire plus loin. D'abord limitée au bras gauche, la contracture gagne ensuite la jambe correspondante où, au moins en ce qui concerne le pied, elle nous offre la déformation classique, c'est-à-dire le pied bot varus équin paralytique. Pendant six mois, la situation reste la même, Marguerite va au tombeau, l'imagination exaltée par les récits qu'elle a entendus. Elle se couche sur la « se pouture du benoiet saint Loys » durant tout le temps que dure une messe. C'est dans ces conditions et alors qu'elle était en « grant dévotion et en oroison, » par conséquent l'esprit tout entier à sa maladie et rempli de la persuasion qu'elle devait guérir, qu'elle eut des douleurs dans les reins et les hanches, qu'elle les sentit se défroisser. Bientôt après, elle était allégée et délivrée de ses contractures. N'oublions pas toutefois, et M. Littré l'a déjà fait remarquer, que la guérison ne fut pas complète : Marguerite « demeura boiteuse. » Eh bien, dans les cas de contracture hystérique qui guérissent, nous voyons également les malades conserver pendant un temps variable de la claudication : telle fut V.., entre autres, femme que l'on peut voir encore à la Salpêtrière dans le service de M. Charcot. — Nous allons faire un dernier emprunt à M. Littré.

[Jehenne de Sarris, du diocèse de Paris, femme de Jehan le charpentier, ne pouvait aller, ni se soutenir, ni s'aider des pieds et des jambes.

« Et la prist la maladie en une nuit, entre la Purification et Quaresme prenant, tout soit que ele entrast en son lit saine et hetiée, en un jour de mardi au soir ; en icele mesme nuit, quant ele s'esveilla, ele se trouva si afoibloiée et malade es cuisses et es jambes et es piez, que ele ne se pooit de ses membres aiider, ne soi torner neis (même) sur le costé, et avoit les jambes et les piez roides, ne lés pooit torner à soi. Et estoit avis ladite Jehenne que lesdiz membres estoient jà ausi com amortiz, et que il estoient ausi côme les membres de ceus qui longuement se sont sis et ont mal tenu le pié ou la jambe, si que il ne se puent (peuvent) movoir, qui ont les membres ausi comme endormis. »

Cette femme était pauvre ; on la mena à l'Hôtel-Dieu ; elle y resta longtemps incapable de mouvement; puis finalement elle put se traîner à l'aide de béquilles, voulut rentrer chez elle, y rentra, et, comme son mari ne fournissait pas à ses besoins, elle vivait d'aumônes qu'elle demandait à l'église Saint-Merry. Elle aussi eut recours au tombeau de saint Louis.

« Et en un jour, com ele fust delez ledit tombel, en dementiers que (pendant que) l'on chantoit la grant messe, ladite Jehenne senti une doleur très-grieve et especiaument en la partie senestre, si que ele se pooit à peine contenir que ele ne criast forment (fortement) ; et come cette doleur l'eust tenue par tant de tens que l'enpoist estre alé autant de voie com l'en treroit (l'on tirerait) d'un arc, la doleur commença à cesser; et cele qui tantost senti qu'il li estoit miex, mist le pié senestre tout à terre, et se dreça, et s'esta sur ses piez apuiée au tombel, et fesoit pas de ses piez l'un après l'autre. »

Cette malade, après la messe, monta jusqu'aux reliques sans béquilles et sans aide ; elle acheva sa neuvaine et revint à Paris sans béquilles, sans bâton, sans aide ; pourtant elle conserva un peu de claudication, et, comme dit le texte, « encore clôchoit ele au tens de l'inquisicion de cest miracle. »]

Jehanne fut atteinte brusquement d'une contracture des membres inférieurs avec abolition du mouvement et sensation d'engourdissement. Pendant longtemps, la marche fut impossible ; puis la malade put se traîner à l'aide des béquilles. C'est dans cet état qu'elle se rend au fameux tombeau. Là, elle éprouva une souffrance très-vive dans le membre inférieur gauche, « mist le pié senestre tout à terre, et se dreça. » Dans ce cas, comme dans le premier, nous voyons la malade se placer dans une situation qui indique un effort d'allongement de la jambe. Elle aussi guérit, mais non radicalement, car « encore clochoit ele au tems de l'inquisicion de cest miracle. »

Dans ces trois cas, nous voyons agir la même influence que dans les cas rapportés par M. Charcot, à savoir une émotion vive. Nous reviendrons sur plusieurs autres points (douleurs, craquement), quand nous aurons relaté quelques-uns des miracles de Saint-Médard.

Dans les extraits qui précèdent, relatifs aux miracles qui se sont accomplis sur le tombeau de Louis IX, à Saint-Denis, nous avons signalé des lacunes rendant difficile la reconstruction d'une observation clinique. Plusieurs de ces lacunes se retrouvent dans les miracles dont le tombeau du diacre Pâris a été le théâtre. Toutefois, dans certaines relations, il est aisé de retrouver la plupart des caractères qui appartiennent à la paralysie hystérique, avec ou sans contracture. Ces différences entre les miracles anciens et les miracles du dix-huitième siècle n'ont rien qui doive surprendre ; en effet, rares sur les premiers, les documents sont considérables sur les seconds. Carré de Montgeron, entre autres, nous a laissé, sur les miracles de Saint-Médard, trois énormes volumes illustrés avec soin [1]. Des miracles qu'il nous raconte avec tout l'enthousiasme d'un fervent adepte, nous ne prendrons que ceux qui offrent le plus d'intérêt pour le sujet qui nous occupe.

Dans sa jeunesse, la demoiselle Hardouin a eu une santé faible et languissante. Elle souffrait depuis plus de vingt ans, quand le 15 septembre 1725, alors qu'elle était âgée de trente-deux ans, elle fut prise « d'une première attaque d'*apoplexie* qui lui fit perdre presque entièrement l'usage des jambes. » Cette attaque fut « bientôt suivie de fréquentes rechutes qui la réduisirent enfin à l'état le plus déplorable... » Les chirurgiens appelés « lui tinrent une heure entière *le bras sur un réchaut plein de feu pour pouvoir le ranimer et parvenir à la seigner*. On vit dégénérer l'apoplexie en une paralysie sur les deux jambes, qui demeurèrent presque entièrement percluses, et surtout le côté gauche, qui, depuis ce moment, resta toujours engourdi jusqu'à ce qu'il eut perdu entièrement, par d'autres attaques, le peu d'esprits qui y restoient encore. »

[1] *La Vérité des miracles opérés à l'intercession de M. de Pâris et autres appellants, démontrée contre M. l'archevêque de Sens*; 1737, t. I, 8e démonstration.

Hardouin se fait transporter (octobre 1725) dans une maison de secours. Mais, peu après, considérant que son mal était incurable, on la renvoie chez elle. « Cette pauvre affligée resta environ deux mois dans sa chambre, sans faire presque aucun usage de ses jambes. Mais enfin, ennuyée à l'excès d'une si triste situation, *elle s'efforce, elle se roidit contre sa foiblesse* et essaye de marcher quelques pas en prêtant à ses membres infirmes le soutien d'une canne. Elle se traîne ainsi pendant quelques mois. »

A la seconde fête de Pâques (1726), survient une « deuxième attaque d'apoplexie » qui augmente la difficulté de la marche; puis une troisième, après laquelle elle fut obligée d'avoir recours à deux béquilles. « Cependant de nouvelles attaques d'apoplexie surviennent tous les trois ou quatre mois et laissent la demoiselle Hardouin, tantôt dans un assoupissement léthargique, tantôt dans une paralysie universelle. » Malgré de nombreuses saignées, la paralysie se fixe sur les jambes et sur tout le côté gauche du corps. Toutefois, « notre paralytique lutte encore pendant plus d'un an contre sa langueur, son anéantissement et son impuissance. On la voit dans les rues, avec un visage pâle et abattu, porter sur deux becquilles un corps tremblant et épuisé. »

Janvier 1730. Perte absolue du mouvement dans les jambes et tout le côté gauche. Un an plus tard, violente attaque qui paralyse tous les membres et abolit la parole. Au bout de quelque temps, le mouvement dans le bras droit et la parole reviennent en partie. Une dernière attaque survient le 25 juillet 1731.

La demoiselle Hardouin était très-dévote ; et, ayant entendu parler des miracles qui s'accomplissaient sur le tombeau de Pâris, elle demande, par écrit, qu'on l'y conduise : c'est ce qu'on fit le 2 août. On la plaça dans une chaise à porteurs. Durant le trajet, elle s'évanouit, et ce ne fut qu'à l'église, « au moment de l'élévation, » qu'elle revint à elle. « Son cœur aussitôt s'adresse à Celui qui est la résurrection et la vie; et d'abord que la messe est finie, on se hâte de la transporter dans le petit cimetière et de la coucher sur le tombeau du saint diacre. Le corps perclus de cette pauvre moribonde n'a pas plutôt touché la tombe salutaire, que l'immobilité de ses membres paralytiques se change tout à coup en des *mouvements d'une violence extrême.* » La malade fait signe qu'on la ramène dans l'église : là éclatent de *nouvelles convulsions*, et la parole revient. Alors, Hardouin demande à retourner sur le tombeau du diacre, où les *convulsions* se reproduisent encore. « Le mouvement, la chaleur et la force avoient déjà, pendant le combat, pris la place de l'immobilité, du froid et de l'impuissance... Les douleurs cessent, les couleurs se raniment, la santé paroît avec tous ses apanages. La miraculée se lève, elle marche, soutenue à la vérité, mais d'un pas qui commence à être ferme et délibéré, etc... Dès ce premier jour, sa santé étoit si parfaite et même ses couleurs et ses forces si bien revenues, que plusieurs personnes eurent beaucoup de peine à croire que ce fût elle qui avoit été paralytique. »

Plusieurs des symptômes offerts par la demoiselle Hardouin se rattachent nettement à l'hystérie. La multiplicité des attaques, l'aphonie, la paralysie universelle et l'assoupissement léthargique qui leur succédaient ne laissent pas de doute à cet égard : il ne s'agissait pas là d'une affection organique du cerveau. L'amendement qui se manifestait dans un temps assez court en fournit une nouvelle preuve. Relevons encore une particularité curieuse, à savoir la difficulté qu'éprouvèrent les chirurgiens à pratiquer la saignée ; cette particularité, nous la retrouvons chez des malades de la Salpêtrière atteintes de paralysie hystérique avec hémianesthésie : maintes fois la piqûre du membre paralysé ne donne pas de sang, alors qu'elle en fait sortir du côté sain.

A ce propos, M. Charcot nous a raconté avoir vu, pendant son internat, une hystérique ayant une paralysie avec anesthésie d'une moitié du corps, chez laquelle les piqûres des sangsues ne donnèrent pas lieu à un écoulement sanguin du côté paralysé, alors qu'il y en avait un assez abondant du côté sain[1].

Malgré cela, il manque encore quelques-uns des caractères qui constituent ce que l'on pourrait appeler le terrain hystérique. En revanche, ceux de la dévotion la plus ardente sont au complet. L'*entraînement* fait à son tour sentir son action : à côté de la malade se trouve une admiratrice de François de Pâris, laquelle « lui fait entrevoir combien un prodige si éclatant pourrait servir à mani-

[1] Dans un travail de M. Liégeois, nous trouvons sur une hystérique, atteinte également d'une paralysie avec anesthésie, des détails qui confirment ceux que nous venons de donner. « Enfin, dit-il, si l'on traversait la peau avec une aiguille on ne déterminait pas la sortie d'une seule gouttelette sanguine, à la condition toutefois qu'on ne dépassât point la face profonde du tégument ; et si, quelques instants après la piqûre, on examinait la partie qui avait été traversée, on remarquait à la surface de la peau une série de petites taches rosées au niveau desquelles la sensibilité était revenue. » (*Mémoires de la Société de biologie*, 3e série, t. I, p. 274). — Voy. aussi la leçon de M. Charcot, sur *l'Hémianesthésie hystérique*, in *Mouvement méd.*, 1872, nos 25, 26.

fester la sainteté de celui qui, par son appel canonisé de Dieu même, nous a appris à discerner la vérité d'une manière sûre, à la lumière des œuvres du Très-Haut. » — Ce n'est plus nous qui parlons, c'est Carré de Montgeron. Qu'arrive-t-il enfin? Nous avons vu plus haut que la demoiselle Hardouin était parvenue une fois, par les seuls efforts de sa *volonté*, à se remettre de sa paralysie au point de pouvoir marcher. L'*imagination* bien préparée par le récit des miracles, elle se fait placer sur le tombeau, et là, puis dans l'église, elle est prise de *violentes convulsions* qui enlèvent en quelque sorte la paralysie. Eh bien, à la Salpêtrière, nous avons vu une malade, dont l'observation figure dans la thèse de M. Dunant[1], chez laquelle on voit se développer successivement des paralysies, des contractures des membres, de la langue, etc., qui disparaissent à la suite d'attaques hystéro-épileptiques aussi bizarres que violentes.

Passons maintenant à un autre cas[2] :

Marie-Jeanne Gaulard, épouse de M. François Stapart, notaire à Epernay, âgée de 27 ans, fut prise d'une première attaque, le 24 décembre 1717 : la vue s'affaiblit, la parole est difficile, la malade perd connaissance. Cet état dure pendant trois jours, avec des rémissions et des exacerbations. Consécutivement, il reste une *paralysie de tout le côté gauche du corps*. Il semble y avoir une amaurose absolue. Le contact du doigt sur le globe oculaire n'est pas perçu. La paralysie disparaît peu à peu, et, au bout de sept mois, il n'y a plus que l'enflure aux jambes et un violent mal de tête.

Le 27 mai 1727, la malade, étant âgée de 37 ans, est prise d'une nouvelle attaque suivie de paralysie du côté gauche. Ces accidents disparaissent à peu près tout à fait.

En avril 1728, troisième attaque qui laisse une paralysie complète du bras et de la jambe gauches. « Bientôt les muscles et les tendons... se dessèchent et se roidissent... Bientôt le genou de la malade ne peut plus être ployé ; sa main reste fermée avec tant de force qu'on ne peut l'ouvrir qu'avec effort et que les ongles entrent dans la peau. » Amaigrissement des membres perclus. La dame Gaulard se rappelle alors un miracle qui s'est effectué sur le tombeau de M. Rousse. L'idée lui vient alors d'employer le même moyen. « Un songe qu'elle prend pour venu du ciel la fortifie dans cette résolution. Il lui semble pendant la nuit avoir été transportée sur le

[1] *Recherches et observations sur l'hystéro-épilepsie*, obs. II, p. 49, Paris, 1863.
[2] *Loc. cit.*, t. II.

tombeau de M. Rousse, et *y avoir reçu la guérison la plus parfaite.* » Elle voit dans cette dernière circonstance un avertissement du ciel. « Au reste, ajoute Carré de Montgeron, sans décider absolument sur la cause de cette vision, l'effet en fut très-avantageux pour la dame Stapart. *Un si heureux présage fit sur son esprit et sur son cœur l'impression la plus vive.* Depuis ce moment, il ne lui fut plus possible de résister à l'impatience où elle étoit de se faire porter sur le tombeau du bienheureux appelant. »

Après s'être confessée, elle se rend, le jour de la Pentecôte, au village d'Avenay. On la porte, ou mieux on la traîne à l'église paroissiale, « dans la chapelle de Sainte-Anne, où reposent les précieux restes du corps de M. Rousse : mais, en vain, la malade joint-elle d'ardents soupirs à ses prières, Dieu, qui vouloit éprouver encore sa foi, ne l'exauça pas dans ce moment. » Elle demande la communion. Le prêtre, qui est un moliniste, en voyant cette femme paralytique et contracturée, flairant le miracle, n'accède pas à ses désirs. Elle se rend alors dans un couvent voisin, habité par des religieuses qui partagent ses opinions sur les vertus miraculeuses du tombeau. Celles-ci la font communier par le curé de leur établissement. Ceci fait, sa confiance redouble, elle veut retourner à la paroisse, malgré les observations de ses compagnes. « Elle envoya prier le maître d'école de lui ouvrir cette chapelle; et cet homme ayant rejeté bien loin cette proposition, cela ne l'empêcha pas de se faire porter à l'église... à une heure de l'après-midi ; mais les prêtres schismatiques de cette église avoient eu grand soin de fermer la chapelle, où repose le trésor qu'elle cherche, et la faisoient garder à vue... »

« Dans le temps que les compagnes de la dame Stapart cherchaient les moyens d'ouvrir cette chapelle... un petit garçon se présenta qui le leur apprit, et elles conduisirent aussitôt la malade sur le tombeau de M. Rousse... La dame Stapart profite de ce moment favorable pour faire sa prière sur le tombeau tant désiré, dans l'appréhension où elle est de se voir bientôt chassée de ce lieu de bénédiction... A peine a-t-elle commencé sa prière, que le maître d'école ayant été averti sur-le-champ que la paralytique est dans la chapelle, entre dans l'église *tout en fureur* et commence par décharger sa colère et ses coups sur l'innocente victime qui avait fourni le moyen d'ouvrir la chapelle.

« Ce fut précisément, *dans ce moment*, ajoute Carré de Montgeron, qu'il plut à Dieu de venger la gloire de son serviteur outragé. *Tout à coup* la demoiselle Stapart se trouve saisie d'un *tremblement si fort* que les personnes qui la soutiennent ont peine à la retenir, prélude qui annonce aux spectateurs que Dieu va signaler sa puissance. A ce tremblement se joint une *légère douleur* dans les *jointures de la main gauche*, et aussitôt cette main si estropiée *s'ouvre, s'étend, se déploie*... »

« La dame Stapart ressent dans le même moment une pareille douleur à la jambe qui lui fait pressentir qu'elle va aussi guérir : elle essaye de ployer le genou ; elle le fait avec aisance ; elle s'aperçoit que *sa jambe a repris tout son mouvement et toute sa force*... » Elle éprouve dans la tête une vive douleur, « qui passe comme un éclair..., et dans cet instant l'œil immobile reprend son mouvement, son éclat, sa vivacité et voit clairement tous les objets. » C'est ainsi que « la miraculée se trouve tout à coup autant de force et d'agilité, et une santé aussi parfaite que si elle n'eût jamais été frappée d'apoplexie. »

Il s'agit bien là, selon nous, d'une *paralysie avec contracture*, et tout indique que cette femme avait des attaques hystériques. Comment s'opère sa guérison? Elle se souvient un jour qu'une femme de sa connaissance a été guérie sur le tombeau de M. Rousse, appartenant à la même secte que François de Pâris. Elle se nourrit si bien de cette idée, qu'elle se figure, dans un songe, avoir reçu sur le tombeau la guérison la plus parfaite. Les difficultés qu'elle rencontre pour satisfaire ses désirs augmentent encore sa persuasion. Malgré tous les obstacles, elle parvient au tombeau et, à l'instant où elle commence sa prière, arrive le maître d'école tout en fureur. Il accable de coups l'enfant qui avait facilité l'entrée de la chapelle. Cet événement émeut notre malade, et c'est dans ce moment, pour ainsi dire tout à coup, qu'elle se trouve guérie. Or ce cas ressemble tout à fait à l'un de ceux qu'a rapportés M. Charcot [1] et concernant une femme atteinte d'une contracture limitée à un seul membre. « Les crises hystériques proprement dites avaient depuis longtemps disparu, dit M. Charcot. Cette femme fut accusée de vol : la contracture, qui avait duré plus de deux ans, *se dissipa tout à coup à l'occasion de l'ébranlement moral que produisit cette accusation.* »

Qu'il s'agisse de miracles exécutés au dix-huitième siècle ou auparavant, qu'il s'agisse de miracles acceptés par les jansénistes ou les catholiques, nous voyons toujours le même procédé, les mêmes causes, produire des effets semblables. Voici un miracle qui date du seizième siècle. Bien des détails font défaut, mais certaines particularités, et entre autres la préparation à la guérison, méritent d'être relevées.

Paraplégie surtout prononcée à gauche avec raccourcissement. — Guérison progressive. — Elisabeth, veuve de Henry-Jean Lambert, au commencement du carême de l'année 1541, commença à ressentir *une si grande faiblesse dans les jambes*, qu'elle ne pouvait point du tout marcher sans deux béquilles, parce que la jambe gauche était devenue totalement plus courte que l'autre. Elle demeura dans cet état jusqu'à la Saint-Jean de la même année, lorsqu'elle fit vœu de visiter la chapelle de Saint-Thibaut, *croyant fermement qu'elle serait soulagée par ses mérites.* Elle se mit donc en chemin, appuyée de ses béquilles; et, ayant accompli son vœu, elle sentait qu'elle marchait beaucoup plus commodément qu'auparavant; ce qui, ayant augmenté sa confiance, elle se proposa de retourner à ladite chapelle un peu avant le mois d'août; et, après ce second pèlerinage, son mal diminua de jour en jour[1], et sa jambe, qui s'était rétrécie, revint à sa juste longueur[2].

Ici, de même que dans certains miracles jansénistes, de même aussi que chez quelques malades que nous avons vues à la Salpêtrière, dans le service de M. Charcot, la guérison n'a pas été subite, elle s'est opérée, pour ainsi dire, en plusieurs temps. Tous les auteurs qui se sont occupés d'une façon sérieuse de l'hystérie pourraient nous fournir des arguments en faveur de notre opinion. Nous nous bornerons à citer le passage suivant du livre de M. Briquet[3].

« Ces faits de guérisons miraculeuses, écrit-il, doivent tous être rangés dans une même catégorie et expliqués par cette grande loi physiologique de l'influence des affections morales sur le système nerveux, affections qui peuvent indifféremment être: la terreur, l'émotion pénible, la joie, la volonté ferme, la confiance illimitée, la forte préoccupation de l'esprit, un espoir ferme, etc... Il résultera de la méditation de ces faits, que le médecin peut avec avantage faire habilement jouer ces divers mobiles chez les hystériques, et trouver en eux des agents puissants pour la thérapeutique. »

[1] « Et postea quotidie, remisit malum, et contractior tibia paulatim rediit ad longitudinem debitam. » — Bolland.

[2] *Éclaircissement sur les miracles opérés par l'intercession de monsieur de Pâris*, 1733.

[3] *Traité clinique et thérapeutique de l'hystérie.*

Ainsi les paralysies hystériques avec ou sans contracture, et, d'une date déjà ancienne, peuvent guérir, grâce à l'influence exercée sur le système nerveux par la volonté, par une émotion vive, par une excitation profonde de l'imagination. A plus forte raison, doit-on s'attendre à rencontrer, dans les auteurs qui ont écrit l'histoire plus ou moins véridique des faits réputés miraculeux, des exemples de guérison de paralysie et de contracture hystériques récentes. Parmi beaucoup de cas nous relèverons le suivant:

En octobre 1175, une jeune femme, mariée depuis peu, fut frappée d'une paralysie. Ayant perdu l'usage de tout un côté du corps, elle fut portée à l'église par ses parents, et se prosterna devant les saintes reliques, dans l'espérance d'obtenir guérison. En effet, pendant que ses parents sont en prières et versent des larmes, peu à peu la jeune femme recouvre ses forces, soulève ses membres avec vigueur, et de sa main, naguère impotente, remet sa mantille sur ses épaules. L'usage de ses autres membres lui est également rendu. Aux questions de sa mère elle répond que le bienheureux Vincent vient de la combler de joie et de la guérir, ce qu'elle prouve en étendant la main, et se levant debout avec la possibilité de marcher. « Je suis guérie, dit-elle, et je veux aller à la maison en présence de tout ce monde qui nous voit. »

Cependant, les prêtres présents l'engagent à jeûner pendant trois jours, et lui prescrivent de refuser absolument les embrassements de son époux, jusqu'à ce que par ses veilles et par ses prières elle ait fait voir, qu'en mémoire de la grâce qu'elle a reçue, elle conserve pour Dieu et son glorieux martyr une vive reconnaissance. Elle refuse de leur obéir, et pendant que ses parents font avec joie les préparatifs du festin, elle se permet des regards illicites et s'abandonne à son mari[1]. Par ce fait, elle n'a plus acquis la santé que par un subterfuge coupable ; la désobéissance est manifeste, c'est du moins ma conviction (c'est le narrateur qui parle); aussi sa langue devient-elle embarrassée, et perd-elle l'usage de la parole. Plus qu'abattue, elle retourne donc à ce lieu d'où elle était venue, avec la santé, et là, après quelques instants d'attente, ayant promis de mener meilleure vie, la bonté divine renouvelant ses faveurs, lui donna la santé[2].

[1] « Vetitis oculis et marito miscetur. »
[2] *Acta sanctorum*; Januarii, t. I, p. 411.

Le miracle qui suit rentre dans la même catégorie. La paralysie portait non pas sur les membres, mais seulement sur la langue.

Un nommé Bonnanus, natif de Ficecle, demeurant à Sène, atteste, sur sa foi, qu'étant allé faire du bois à la forêt avec plusieurs jeunes filles, l'une d'entre elles se mit à chanter pendant la route et à parler avec beaucoup de gaieté, peut-être au delà de toute mesure, et qu'une espèce de malin esprit s'empara d'elle. Tout à coup, en effet, elle se mit à bégayer, puis perdit complètement la parole : arrivée auprès d'un gouffre rempli d'eau, elle voulut s'y précipiter, mais retenue par les autres, elle se mit à se tordre dans des convulsions horribles : son visage pâlit et devint froid comme si elle eût été morte. D'un autre côté, sa gorge et son ventre se gonflèrent d'une manière effrayante. Elle poussait des gémissements terribles, elle tirait la langue roide et étendue hors de la bouche[1]. Bonnanus fit sur elle le signe de la croix et la recommanda au bienheureux Ambroise, en lui disant d'en faire autant elle-même. L'ayant fait, elle se trouva aussitôt délivrée de cette maladie diabolique. *Nonne videtis nigerrimum ?* dit-elle, en voyant le diable. A ces paroles, elle recouvra une santé parfaite[2].

Chez cette jeune fille, la contracture tirait la langue hors de la bouche. Il n'en est pas de même dans tous les cas. Chez Leroux, malade de la Salpêtrière, la langue, contracturée, s'arcboute contre la face interne du maxillaire inférieur. Cette contracture disparaît à la suite d'accès violents.

Toujours nous voyons que, en pareille circonstance, l'imagination est préparée « par le désir naturel qu'ont les malades d'être délivrés de leur infirmité[3]. » Nous en avons une nouvelle preuve dans l'observation de Jeanne Fourcroy.

Jeanne Fourcroy, née en 1706, maladive dans sa jeunesse, est prise à l'âge de dix ans de mal de poitrine, d'estomac, de crachements de sang, de vomissements. Elle reste souvent plusieurs jours sans pouvoir avaler quoi que ce soit. Même état avec amendements et rechutes jusqu'en 1732.

En février 1731, à l'âge de 26 ans, grosse fièvre avec redouble-

[1] « Quand ce symptôme affecte la langue, dit M. Briquet dans le chapitre de la contracture, celle-ci devient roide, immobile et se tient hors de la bouche. »

[2] *Acta sanctorum.* Bolland. Martii, t. III. p. 236.

[3] *Les Convulsions du temps*, par la consultation des XXX docteurs, p. 52.

ments. Faiblesse générale des membres, *contracture* des muscles de la jambe, *pied bot* varus. Avril 1731, devient hydropique ; perte de la vue, paralysie des paupières, repos forcé au lit.

Ayant entendu parler des miracles de M. de Pâris et ayant lu sa Vie, elle fit une neuvaine, ne demandant à Dieu que la vue. Le neuvième jour « elle est subitement guérie et peut lire. » Maux de poitrine et d'estomac moins violents ; moins d'hydropisie, la fièvre a disparu. « Mais le pié reste toujours enkylosé, perclus, défiguré. »

S'étant fait transporter, en décembre 1731, à Saint-Médard pour faire son action de grâces, elle fut tellement effrayée « des cris de douleur, des hurlements qu'elle entendit faire à des convulsionnaires sur le tombeau et dans le charnier, qu'on eut toutes les peines du monde à la persuader de se laisser mettre sur le tombeau. « J'y étois depuis un quart d'heure, dit-elle, quand je ressentis tout d'un coup des douleurs par tout le corps, et qu'il me prit des mouvements qui firent dire à tous ceux qui étoient là que les convulsions m'alloient prendre. »

« Et cette appréhension, dit-elle, me donna même des forces qui ne m'étoient pas ordinaires, pour sortir au plus vite de ce cimetière... Le bon Dieu me punit, » ajoute-t-elle, « car mon hydropisie, qui étoit presque passée, augmenta de jour en jour et il me prit une fièvre très-violente avec des redoublements, et même de temps en temps quelques accès de transport au cerveau. » Amaigrissement du visage, des pieds et des bras ; cuisses, jambes et ventre hydropiques (?).

Ne voulant pas aller à Saint-Médard, par peur des convulsions, elle se fait apporter de la terre du tombeau, en met dans son vin et commence une neuvaine. Aussitôt elle est saisie d'un grand frisson, tombe en convulsion avec perte de connaissance. Grand sentiment de bien-être général après l'attaque. Plus de fièvre, plus d'étouffements, plus d'oppression et de douleur à la poitrine. L'hydropisie diminue beaucoup ; les forces reviennent : il ne reste plus que la contracture (l'ankylose, 21 mars 1732). « Son pié gauche étoit renversé sans dessus dessous, de façon qu'elle ne pouvoit appuyer à terre que le dessus des doigts, le talon demeurant élevé en l'air, et la plante du pié presque retournée. M. de Mantville, ancien démonstrateur en anatomie et alors prévôt des chirurgiens, reconnut que l'articulation en étoit gonflée et déjetée en dedans, que le pié ne pouvoit être fléchi aïant perdu son mouvement et étant enkylosé...

le talon étant en l'air, et le pié très-étendu, mais plié sur le côté en dedans, et que cette affection étoit incurable. »

Le 14 avril 1732, *forte convulsion* pendant laquelle elle *met son pied à nu, le saisit de la main droite, fait des efforts pour le retourner et réussit.* Le pied revient à sa place, la tumeur de la malléole externe disparaît. Aussitôt après, *mouvement de trémulation* excessivement rapide de droite à gauche dans ce pied. La convulsion cessa peu à peu et la malade put marcher et courir [1].

Ici encore, la guérison s'effectue comme chez la malade Leroux, par l'intervention de fortes convulsions. Nous terminerons cette incursion dans le domaine des faits réputés *surnaturels* par un dernier cas très-intéressant à plusieurs égards.

En 1661, comparaît devant les susdits, demoiselle Péronne Raoul, fille de Raoul Ludovic, homme honorable, et de son vivant l'un des principaux personnages de cette ville de Calente, âgée de 39 ans, laquelle, après avoir prêté serment de dire la vérité, et ayant été interrogée sur la nature, la marche et la guérison de sa maladie répondit : qu'il y a environ trois ans elle commença à souffrir d'une fluxion et d'une toux très-forte, contre laquelle les médecins ne surent trouver aucun remède, lesquels avouaient ne point connaître la nature et la cause de la maladie ; mais que, le mal continuant de croître peu à peu, elle finit par être prise, il y a de cela à peu près quatre ans (35 ans), de *violentes convulsions* dans tous les membres, lesquelles revenant plusieurs fois et dans des circonstances variées, continuèrent à se montrer jusqu'à ces trois derniers mois. Elle raconta en outre qu'il y a deux ans et demi environ, les nerfs de la *cuisse et de la jambe gauches se contractèrent, et que cette partie de son corps fut tellement rétractée*, qu'elle devint tout d'abord *plus courte* que l'autre de quatre doigts, et plus tard, d'un demi-pied. Elle dit aussi qu'à la même époque, l'os de sa cuisse sortit de lui-même de la cavité de l'os coxal, et que sa hanche droite fut, dans ces trois derniers mois, tellement disloquée que toutes les fois qu'elle voulait s'asseoir, son corps tout entier se roulait en une sorte de boule, avec des souffrances atroces qui lui valaient de fréquentes *défaillances* et même des *syncopes*. Elle ajoute enfin que, durant la maladie, *elle resta une fois dix jours consécutifs*

[1] *Continuation des démonstrations des miracles opérés par l'intercession de M. de Pâris et autres appellans*, t. II.

sans prendre aucune nourriture ni aucun breuvage, deux autres fois, neuf jours durant, souvent sept à huit jours, et tout dernièrement neuf jours.

Enfin l'an 58 de ce siècle, le roi étant de passage dans cette ville, dom Vallet, premier médecin de Sa Majesté royale, dom Guénaut et deux autres médecins accompagnant également Sa Majesté, vinrent les uns deux ou trois fois, les autres plus rarement la voir, et s'accordèrent tous pour ne dire autre chose, si ce n'est qu'elle ne devait songer qu'à rester toute sa vie estropiée et paralytique. Ainsi, après avoir eu souvent l'inspiration de recourir à des prières, elle résolut enfin de faire elle-même et avec le secours des autres, si faire se pouvait, une neuvaine à saint François de Paule. Elle la commença donc le 6 de ce mois, après s'être informée du jour de l'octave de ce saint. Mais, comme elle ne pouvait aller elle-même à l'église des Minimes (elle qui, en effet, ne pouvait se mouvoir, et était contrainte de rester privée de tout mouvement, dans la position où on la plaçait), elle commença par envoyer sa servante. Or, le quatrième jour de la neuvaine, pendant l'octave du saint, poussée par un violent désir d'aller elle-même à l'église susdite et de contribuer ainsi par elle-même en quelque chose, si faire se pouvait, à l'achèvement de la neuvaine, elle demanda ses béquilles. Elle avait eu coutume de s'en servir depuis trois ans jusqu'à ces trois derniers mois, alors que ne pouvant plus en faire usage, elle avait commencé à se faire porter à l'église dans une chaise à porteurs. Assise dans cette litière, elle entendait la messe et recevait la sainte eucharistie. Elle ne pouvait, en effet, ni se mouvoir ni rester dans aucune autre position. C'est ainsi qu'elle avait fait ce jour susdit de saint François, qui était tombé un jour de sabbat, et le lendemain dimanche.

Cependant, ayant reçu ses béquilles des mains de sa servante, laquelle les lui plaça avec une grande difficulté sous les aisselles, elle descendit de son lit, avec l'aide de sa servante qui la retenait par la ceinture, et la soutenait pour qu'elle ne tombât pas, et ainsi, prit le chemin de l'église. Pendant la route, elle fit la rencontre de plusieurs personnes qui s'apitoyèrent sur son sort, entre autres, et tout d'abord, de Madeleine Crepet, ensuite, de Mathurin Cordet, desservant de l'église de Cuisnes. Arrivée dans l'église, elle assista au sacrifice et communia. Or, pendant la lecture du dernier évangile de la messe qu'on disait en son intention, *elle se sentit prise d'une grande faiblesse, et de douleurs d'une violence extrême*, siégeant principalement dans la cuisse et dans l'os coxal du côté gauche, de sorte qu'il lui semblait que tous ses nerfs étaient tendus. Aussi n'en pouvant plus, elle s'affaissa sur le marchepied tout proche, où plusieurs personnes la virent dans cet état. Alors elle sentit une sorte de flux, comme si quelque humeur se fût répandue dans tous ses membres, et *elle entendit ses os revenir avec bruit dans leurs jointures;* puis éprouvant le sentiment d'une nouvelle force, d'une récente vigueur gagnant la totalité de son corps, elle se mit à genoux sans la moindre difficulté. Le prêtre Jean de Beaumont, qui avait célébré le sacrifice et qui lui avait administré le très-saint corps de Christ, s'étant approché d'elle en ce moment, elle se leva aussi facilement et avec autant d'agilité que si jamais elle n'eût eu à souffrir d'aucune infirmité. Ce prêtre, ne croyant cependant pas qu'elle fût déjà guérie, lui ordonna de s'asseoir, mais Péronne, qui avait le sentiment du bienfait divin qu'elle venait de recevoir, refusa de croire que cela fût nécessaire, et alla à la porte de la sacristie demander qu'on dît pour elle une nouvelle messe en action de grâces [1].

Chez plusieurs des femmes dont nous avons relaté l'histoire, la guérison des membres paralysés s'est accompagnée de *craquements.* C'était là, pour les croyants, un phénomène tout à fait extraordinaire et qui, pour nous, n'a rien que de très-ordinaire. A propos des miracles de saint Louis, M. Littré en a donné une excellente explication. Nous la reproduisons textuellement.

« Le craquement des os signalé dans ces observations est de l'ordre de celui que nous entendons quand nous mouvons une articulation longtemps immobile par suite de maladie, sans autre adhérence que celle qui s'établit alors entre deux surfaces lisses exactement adaptées et assez fortement serrées l'une contre l'autre. Il en est ainsi dans les cas où un appareil à fractures, une lésion ou une paralysie musculaire temporaire ont réduit pendant plusieurs semaines à l'immobilité une articulation saine. On sait en outre que ces craquements sont plus intenses encore, quand il y a fausse ankylose, c'est-à-dire adhérence établie entre les surfaces articulaires, non par soudure osseuse (car alors le miracle, qui n'est jamais qu'un miracle de physiologie et de pathologie, serait impuissant), mais par production d'une couche fibreuse ou de filaments fibreux qu'un effort plus ou moins grand vient à rompre. C'est ce que l'on voit provenir dans les articulations, à la suite de rhumatismes chroniques surtout, ou dans celles qui sont

[1] *Acta sanctorum*, aprilis, t. I, p. 226.

restées longtemps immobiles, par l'effet de longues paralysies rhumatismales des muscles, ou de longues contractures musculaires, qui se voient particulièrement dans les fléchisseurs[1]. »

Que faut-il conclure de tous ces faits, qu'il serait aisé de multiplier? C'est que, le plus souvent, on avait affaire à des hystériques, c'est-à-dire à des malades douées d'une grande excitabilité, d'une imagination vive, conditions qui favorisaient l'action des fortes émotions qu'elles éprouvaient lorsqu'elles étaient transportées sur les lieux où elles avaient la ferme conviction de trouver un remède à leurs maux. Les choses sont les mêmes aujourd'hui, lorsqu'une cause du même ordre intervient. En d'autres termes, nous voyons des hystériques guérir de leur contracture, soit par la conviction que le remède, souvent insignifiant, qu'on leur prescrit, jouit d'une efficacité certaine[2], soit sous l'influence d'une violente colère, ou de toute autre émotion susceptible d'apporter dans les fonctions du système nerveux une perturbation puissante. En général, il s'agissait dans ces cas réputés miraculeux de véritables malades; et la guérison doit être mise sur le compte, non pas d'une *intervention surnaturelle*, mais bien d'actions tout à fait physiologiques, et que nous voyons agir encore de la même façon sans l'immixtion d'aucune puissance hypothétique.

II

Reprenons maintenant l'histoire des travaux plus précis relatifs à la contracture hystérique, dont cette digression nous a un peu éloignés.

Georget (1821), dans son *Traité des maladies nerveuses*, compte au nombre des terminaisons de l'hystérie les *rétractions spasmodiques des membres*. « Pomme, dit-il, rapporte plusieurs exemples de ce dernier accident. J'en ai vu plusieurs. Une jeune fille avait une *rétraction de la cuisse sur le bassin*, qui fut prise pour une *coxalgie*, ce qui fit qu'un des premiers médecins de Paris appliqua au moins

[1] Littré, *loc. cit.*, p. 113.

[2] « L'esprit de la malade, dit Barwell, étant dominé par la ferme conviction qu'elle doit guérir, elle guérira immanquablement. » Et il consigne dans son travail des guérisons obtenues par la simple application de sétons filiformes dans le voisinage de la contracture, alors qu'il avait persuadé à la malade qu'elle serait guérie dès que la plaie serait cicatrisée. (*The Lancet*, 1858, 20 nov.)

douze ou quinze moxas à la hanche; une extension graduelle et bien ménagée la guérit ; une frayeur renouvela l'accident, mais cette fois le même moyen la fit céder promptement. Une maladie incidente ayant fait succomber cette jeune fille, l'articulation coxo-fémorale fut trouvée parfaitement saine. »

A part quelques renseignements épars dans les journaux de médecine ou les ouvrages traitant des affections nerveuses, il faut arriver jusqu'en 1832 pour trouver des observations plus minutieuses. A cette époque, Tonnelé a relaté les deux observations suivantes :

Observation I. — *Vertiges. — Indigestion. — Contracture des avant-bras et des mains. — Apparition des règles. — Guérison.* — Eugénie-Désirée Lamarre, âgée de 15 ans, forte, bien développée, entre à l'hôpital le 20 février 1827. On observait : face rouge, animée, céphalalgie, vertiges, tintements d'oreilles, trouble des fonctions digestives, anorexie, éructations, sentiment de pesanteur à la région épigastrique ; irrégularité du pouls, palpitations cardiaques.

Le 25, violente indigestion déterminée par des gâteaux mal cuits, et accompagnée de vomissements, de diarrhée et de défaillance. Le 26, et les jours suivants, *contractures très-intenses des avant-bras et des mains*, sentiment de gêne dans la région du sternum. Tristesse, morosité, 10 sangsues. Le 31, apparition des règles secondée par une nouvelle application de sangsues. — Huit jours après, guérison complète et sortie de l'hôpital.

Observation II. — *Contractures guéries par les bains et affusions froides, rappelées par une impression morale ; guéries de nouveau par le développement des menstrues.*

Marie Leclerc, 15 ans, cheveux bruns, taille élancée, embonpoint médiocre, constitution excitable, éprouvait depuis quelques mois des *accès hystériques* qui furent un jour suivis d'une *contracture permanente des mains et des pieds*. Cette jeune fille n'éprouvait, du reste, aucun autre accident. Amenée à l'hôpital, au commencement de 1827, elle fut traitée par les bains et les affusions froides, auxquelles on joignit les frictions éthérées et quelques boissons antispasmodiques. La maladie se dissipa complétement dans l'espace de huit jours, mais une émotion vive fit reparaître l'affection convulsive dans l'espace de quelques instants. Six jours après les règles s'établirent et en même temps cessa la contracture[1].

Francesco Argenti (de Padoue) a publié une observation qui ressemble beaucoup aux nôtres, d'une part, et qui, sous le rapport de la guérison subite, se rapproche notablement des cas miraculeux.

[1] *Mémoire sur une nouvelle maladie des enfants.* In *Gazette médicale*, 1832, p. 1.

Voici cette observation, intitulée par l'auteur : *Nevrosi cerebro-spinale hysterica*[1].

Observation III. — *Fièvre intermittente avec céphalalgie. — Difficulté de la menstruation. — Dépérissement. — Tiraillement à la nuque. — Hoquet. Céphalalgie. — Douleur abdominale. — Contracture des membres inférieurs dans la flexion. Attaque hystérique violente. — Trismus; opisthotonos. — Abstinence durant 37 jours. — Amélioration.* — Giovanna Rovere, de Padoue, née de parents sains et robustes, et arrivée à l'âge de 11 ans et demi sans avoir éprouvé de maladie grave, paraissait atteindre à l'époque de la puberté, lorsque le développement des mamelles, qui était déjà sensible, s'arrêta; les règles qui, chez sa sœur, moins formée qu'elle, avaient paru à cet âge, ne s'établirent pas, et bientôt, en 1835, elle fut atteinte d'une fièvre intermittente avec beaucoup de céphalalgie. Tout ce qu'on put faire pour ramener les règles fut inutile, et cet état dura jusqu'au mois de février 1837, époque à laquelle on commença à remarquer un dépérissement sensible. Reçue à la clinique du professeur Gaspare Frederigo, elle présenta les symptômes suivants : Fièvre continue, rémittente; pendant les exacerbations on remarquait le refroidissement, puis la chaleur, avec photophobie, bourdonnement d'oreilles, dyspnée, hoquet fort et fréquent, douleurs des membres inférieurs. On employa vainement, pour combattre ces accidents, la saignée du pied, les sangsues aux tempes, l'aloès, le calomel...; 23 jours après son entrée, la malade sortit non guérie et non soulagée.

Ce fut vers le mois de mars que M. Argenti fut appelé auprès d'elle. Il la trouva dans l'état suivant : maigreur, mamelles assez développées, face pâle, regard étonné, insomnie, décubitus sur le côté droit, *membres inférieurs ployés sur le ventre.* Douleur frontale continuelle et forte, photophobie, bourdonnements d'oreilles, sensation de tiraillement à la nuque. Respiration régulière, pouls contracté, souvent agité, participant aux énergiques palpitations du cœur (pulsations non comptées). Appétit faible et quelquefois capricieux, langue rouge et souvent sèche. Douleur très-vive de l'abdomen à la pression, surtout à l'hypogastre. Sécrétions et excrétions normales. Souvent, dans la journée, espèce de hoquet mêlé à la toux, avec un gargouillement semblable au bruit de l'eau versée dans un tube. Pendant ces exacerbations, que la moindre contrariété produisait infailliblement, la céphalalgie augmentait beaucoup.

Dans le courant de mars, avril et mai, on pratiqua deux fortes saignées, qui donnèrent un sang couenneux; on appliqua plusieurs fois des sangsues aux parties génitales. On administra les purgatifs, les boissons nitrées, les martiaux, la digitale, les cantharides, l'eau de laurier cerise, le sulfate de quinine, l'extrait d'aconit, le seigle ergoté, etc. Toute cette médication produisit si peu d'effet, qu'on abandonna tous les remèdes. Le 15 juin, les accidents prirent un autre caractère. *Fortement courbée en avant, le menton collé sur la poitrine, les membres inférieurs roides,* elle avait les membres

[1] *Archives génér. de méd.*, 1839, p. 227.

supérieurs continuellement agités de convulsions cloniques. Violents hoquets. Pouls fréquent, respiration altérée, paupières abaissées ; pupilles dilatées et immobiles, trismus, écume à la bouche. Nul mouvement ; pas une parole. Sensibilité excessive de la peau : touchée à peine au visage, à l'oreille, à la main, elle donnait des signes d'une douleur extrême, les convulsions étaient augmentées ; cris étouffés. (Légers sinapismes qui ne sont pas supportés ; potion aromatique; bain général à 26° R.)

Dans le bain le trismus diminue, la malade fait des efforts pour montrer sa langue quand elle en est priée. Pendant les rares et courts intervalles du trismus, ses parents cherchèrent à lui faire prendre une petite quantité d'aliments plus solides mêlés à l'eau ; mais un spasme continuel de l'œsophage s'opposait à la déglutition et le liquide était rejeté. A peine prit-elle de cette manière, dans l'espace de cinq jours, une once d'aliments en tout, et cette faible quantité fut la seule qu'elle consomma en 37 jours.

Pendant le temps que dura ce jeûne forcé, l'affection de la malade prit des aspects variés; tantôt ses yeux se fermaient; malgré ses efforts elle ne pouvait les rouvrir ; tantôt, il y avait léthargie, prostration, écume à la bouche, insensibilité complète de la peau. Enfin, on vit, le 2 juillet, se manifester de l'opisthotonos ; la peau se refroidit, le visage était gonflé, ainsi que les veines jugulaires ; il y avait de violents grincements de dents. Alors l'intelligence et la sensibilité furent abolies à tel point, qu'un vésicatoire fut appliqué à l'insu de la malade. Mais lorsqu'on voulut le lever le lendemain, la malade poussa un cri, ce qu'elle n'avait pas fait depuis plusieurs jours, et donna des signes d'intelligence. Cet état se renouvela encore le 16, dans l'après-midi, et dura jusqu'au lendemain matin à 6 heures, où tout à coup la malade, qu'on croyait sur le point d'expirer, *se leva*, et se dirigea vers une table où il y avait du pain, en disant à sa sœur épouvantée : « Ne crains rien, je suis guérie, va, et informes-en notre mère. » Eprouvant une légère syncope, elle fut reportée sur son lit, revint bientôt à elle, et prit aussitôt une tasse de café au lait, rompant par là un jeûne de 37 jours.

La malade se trouva alors dans le même état où elle était avant le 15 juin. Elle dit alors que souvent elle avait entendu les paroles des assistants, quoiqu'elle ne pût ni répondre, ni même tourner les yeux ; que sa sensibilité avait été excessive dans les 15 premiers jours ; qu'elle l'était encore, mais seulement à la région hypogastrique ; que, pendant tout ce laps de temps, elle n'avait nullement éprouvé le sentiment de la faim ; que le spasme de l'œsophage s'opposait à la déglutition de tout liquide; que la douleur de tête ne l'avait jamais abandonnée. Bientôt les fonctions de la vie organique se rétablirent et la malade reprit de l'embonpoint. Mais au mois de décembre 1837, c'est-à-dire 29 mois après le début, la céphalalgie, avec le hoquet accompagné de gargouillement, une sensibilité très-vive des parois abdominales et l'absence complète des règles existent encore comme aux premiers jours de la maladie. (*Annali universali di medicina*. Vol. LXXXVI, fasciculo di aprile 1838.)

Selon MM. Monneret et L. Fleury, « la contracture est un phénomène beaucoup plus commun que la paralysie. Elle peut affecter le muscle sterno-mastoïdien et causer un torticolis, les muscles de la nuque, d'un membre, du flanc et de la hanche. Dans ce dernier cas, le membre inférieur présente un raccourcissement qui peut faire croire à une maladie de l'os coxal. M. Andral a vu chez une jeune fille hystérique le tronc former un angle droit avec l'os de la hanche, et cette contracture *persister pendant plusieurs mois*, pour se dissiper ensuite sans autre accident. L'hydrophobie, que l'on a rencontrée chez quelques malades, paraît tenir au spasme du pharynx et de l'œsophage. Quelquefois, il reste du strabisme et un peu de roideur dans les muscles qui meuvent la mâchoire. Il est rare d'observer la perversion de la motilité après les attaques d'hystérie[1]. »

Stokoc cite un cas de contracture qu'il rattache à l'hystérie, mais au sujet duquel nous devons faire des réserves. En voici, du reste, les traits principaux. C'est une contracture, arrivée subitement sous l'influence du froid, des muscles fléchisseurs de la jambe droite, sans lésion organique du genou, dont la durée fut de sept à huit mois. Grâce à quelques inhalations de chloroforme, on put étendre la jambe. Après une extension permanente de plusieurs jours, la malade put se servir de sa jambe. L'amélioration alla croissant [2].

Chapel[3] donne l'observation d'une femme présentant des accès hystériques pendant lesquels elle fut prise de contracture des membres du côté gauche, qui persista durant neuf à dix jours, et ne disparut au bout de ce temps, avec les autres accidents hystériques, que par le fait de l'ingurgitation d'une grande quantité d'eau froide.

La même année, M. Raverot[4] écrit que « les accès d'hystérie laissent quelquefois, après eux, des contractures des muscles et des paralysies. Les contractures musculaires produisent des torticolis, du strabisme, des trismus persistants et même de l'hydrophobie dépendant des spasmes du pharynx et de l'œsophage. On a vu des rétractions musculaires de la cuisse en imposer pour des luxations spontanées du fémur ».

[1] *Compendium de médecine pratique*, article *Hystérie*, t. V, 1842.
[2] *Union médicale*, 1849.
[3] *Gazette des hôpitaux*, p. 442. 1850.
[4] Thèse de Paris, 1850. *De l'Hystérie*.

M. Baglou, à la même époque, signale[1] parmi les troubles fonctionnels consécutifs aux attaques, l'anesthésie, l'hyperesthésie, l'amyosthénie et *la contracture*. Plus loin, il dit que l'amyosthénie et la contracture, mentionnées par tous les auteurs depuis Hippocrate, surviennent après des attaques plus ou moins répétées. Selon lui, la paralysie musculaire existerait plus souvent dans les membres inférieurs, et la contracture affecterait les extrémités supérieures et inférieures, mais surtout les premières. Cette assertion est loin d'être exacte.

Sandras, dans son livre[2], consacre un chapitre assez confus aux différentes contractures, sans spécifier rien de particulier pour la contracture hystérique. Cependant deux de ses observations nous paraissent être des exemples de contracture hystérique. — Les thèses de MM. Lalou et Soudan[3] ne nous apprennent rien de nouveau.

En 1853, dans sa thèse intitulée *Études sur l'hystérie*, M. Prieur a fait, sous l'inspiration de M. Charcot, alors chef de clinique de la Faculté, une description assez bonne de la contracture hystérique. Il considère plus spécialement la contracture permanente.

En 1856, M. Debauneaux a publié deux observations intéressantes de contracture hystérique temporaire[4]. Dans la première, la contracture a précédé tout accès ; dans la seconde, une sorte de tétanisme à peu près général, de huit à dix jours de durée, cède aux inhalations de chloroforme.

En 1858, M. Rey relate dans sa thèse[5] le cas d'une femme qui, « après quelques symptômes hystériques, a été prise d'une forte contracture du bras gauche, et, enfin, de toutes les parties du corps. »

M. Rustegho[6] rapporte l'histoire d'une malade observée par Schutzenberger, et qui peut se résumer ainsi :

Observation IV. — *Attaques hystériques. — Boule. — Tympanite. — Contracture des quatre membres (extension). — Hyperesthésie.* — M... B..., 19 ans. Boule, palpitations, tremblements convulsifs, accès peu fréquents d'abord, finalement quotidiens, avec perte de connaissance. Affaiblissement des extrémités. Dyspnée, céphalalgie. *Les quatre membres deviennent roides et contracturés : l'extension est permanente, tout mouvement est impossible.*

[1] Thèse de Paris, 1850. *De l'Hystérie.*
[2] *Traité des maladies nerveuses.* 1851.
[3] Thèses de Paris, 1852. *De l'Hystérie.*
[4] Thèse de Strasbourg.
[5] Thèse de Paris. *Remarques sur quelques points de l'hystérie.*
[6] Thèse de Strasbourg. 1859.

Hyperesthésie musculaire considérable dans les membres contracturés. Rachialgie, tympanite exagérée. Après cinq mois de durée, tous ces phénomènes disparaissent peu à peu, parallèlement l'un à l'autre, par une gradation modérée, sous l'influence de fortes doses d'opium.

En 1859, paraît l'ouvrage important de M. Briquet[1]. L'auteur y consacre un chapitre tout entier à la contracture hystérique, qu'il décrit avec assez de soin en indiquant un certain nombre de ses caractères. Il la considère « comme une sorte de tétanos sans paroxysme. » Dans le chapitre suivant, il place la contracture au rang des complications rares de la paralysie hystérique. Il donne en même temps l'observation d'une malade atteinte, suivant lui, de contracture aiguë. Voici cette observation qui permettra à nos lecteurs de se rendre assez bien compte de ce qu'on doit entendre par *contracture aiguë.*

Observation V. — *Contracture aiguë intéressant tous les muscles du côté gauche du corps.* — Rosalie Dehu, couturière, âgée de 37 ans, femme d'un tempérament bilioso-nerveux, très-impressionnable. Elle a eu à l'âge de 12 ans une maladie grave, qu'elle appelle une fièvre cérébrale ; depuis cette époque, elle est sujette, dix à douze fois par an, à de très-fortes migraines qui siégent habituellement au côté gauche. A l'âge de 29 ans, elle fut atteinte du choléra, et ne s'est rétablie qu'au bout d'un an : pendant ce temps, elle était très-souvent prise de céphalalgie très-vive à gauche et de crampes extrêmement fortes dans les membres gauches, tant supérieur qu'inférieur ; ces crampes étaient accompagnées d'un peu de roideur de la jambe et de contracture des doigts et des orteils du côté gauche. Peu à peu ces suites de choléra se dissipèrent, et depuis sept ans cette femme est obligée de travailler le jour et de passer la nuit à soigner son mari malade. Pour suffire à cette double besogne, elle prend chaque jour près d'un demi-litre de café à l'eau.

Il y a deux mois (1er décembre 1856), qu'après un travail et des veilles de près de huit jours, après avoir pris encore plus de café que de coutume et avoir eu pendant tout ce temps l'esprit très-préoccupé, elle fut prise d'étourdissements continuels, qui allèrent en augmentant pendant quelques jours, au bout desquels, elle tomba brusquement dans un état de délire apyrétique aigu et une sorte de démence avec tendance au suicide. On fut obligé de l'attacher. Elle resta dans cet état pendant quarante-huit heures, après quoi elle reprit ses sens, sans rien se rappeler de ce qui s'était passé. On s'aperçut alors qu'il existait une hémiplégie complète du côté gauche du corps dans lequel il n'y avait plus ni mouvement, ni sensibilité; *les doigts et les orteils étaient fortement fléchis, et il était impossible de les étendre.* De vives douleurs prenaient par accès les membres gauches, et, chacun de ces accès

[1] *Traité clinique et thérapeutique de l'hystérie,* p. 435 et 448.

s'accompagnait d'une augmentation de la contracture dans les muscles de ces parties. Ces sortes d'accès avaient lieu toutes les demi-heures, et chacun d'eux débutait par une douleur qui, du pied, se propageait à la jambe, et bientôt, à tout le reste du côté gauche du corps, en montant graduellement mais très-rapidement. Ces douleurs étaient assez vives pour arracher des cris. Ces accès étaient plus fréquents et plus intenses aux époques menstruelles.

Pendant son séjour chez elle, cette femme a subi différents traitements : d'abord une saignée qui a été suivie immédiatement d'un accès de délire, puis des frictions avec des baumes calmants, puis des applications de chloroforme, puis les armatures métalliques de M. Burcq, puis ses plaques électriques, et enfin, les inhalations de chloroforme. Ces divers moyens n'avaient pas amené une amélioration notable. A la fin, pourtant, la sensibilité de la peau commençait à revenir et les sensations tactiles à être perçues.

Entrée à l'hôpital de la Charité le 18 février 1857, dans l'état suivant : Figure colorée, intelligence parfaitement nette, douleurs très-vives et revenant en quelque sorte par accès dans le côté gauche de la tête et de la face ; en même temps, *roideur et contracture des muscles de ces parties qui tirent à gauche la commissure gauche des lèvres;* langue embarrassée dans ses mouvements, tirée aussi à gauche, ce qui rend l'articulation des sons assez difficile ; strabisme externe de l'œil gauche, qui est très-douloureux ; bourdonnements et battements très-forts dans l'oreille gauche ; anesthésie presque complète de la peau de ce côté de la face.

Perte complète de la motilité de tout le côté gauche du corps ; sensibilité très-obtuse de la peau ; *doigts de la main fortement fléchis sur le poignet, celui-ci l'est sur l'avant-bras,* de telle sorte que les ongles des doigts pénètrent dans la peau de l'avant-bras ; *avant-bras fléchi à angle droit et muscles contracturés.* La malade ne peut faire mouvoir ni l'épaule, ni le bras à cause de leur roideur et à cause des vives souffrances dont le mouvement est suivi. On ne peut pas imprimer de mouvement à ces parties, en raison de la grande résistance qu'offrent les muscles des membres gauches.

Tous les muscles fléchisseurs de ces parties sont très-tendus; les cordons tendineux font des saillies très-prononcées, semblables à des cordes tendues. La moindre tentative de mouvement que l'on veut faire sur ces parties arrache des cris et augmente les contractures. La malade compare ces douleurs à celles que produirait l'arrachement de ses membres. Mêmes douleurs et même contracture douloureuse dans les muscles de la hanche, de la cuisse, de la jambe et du pied. Ces parties sont fortement fléchies, excepté le gros orteil, qui est fortement relevé. De temps en temps, et sans cause extérieure, il y a un accès de roidissement de ces membres avec douleur très-vive.

Le côté droit du corps est à l'état normal pour la sensibilité et pour la contractilité. Du reste, la peau est modérément chaude et l'appareil respiratoire est à l'état normal. Il y a de temps en temps des battements de cœur accompagnés d'une impulsion sensible à la main ; ils occasionnent de fréquentes bouffées de chaleur et de vives rougeurs à la face, quelques vomissements avec douleur à la région épigastrique.

Traitement. — On a d'abord repris les inhalations de chloroforme, qui ont eu le même résultat qu'elles avaient eu chez elle. On recourut ensuite aux bains tièdes et aux opiacés à haute dose; pendant le bain, il y avait un peu de détente, mais la roideur et les douleurs reparaissaient avec le même degré qu'auparavant après la sortie du bain.

On a employé alors le chloroforme en application sur les membres contracturés. Le premier jour, il a semblé y avoir un peu de diminution dans les accidents, mais, au bout de quelques jours, ils reparurent aussi forts qu'auparavant. On y a substitué les applications continues d'éther acétique, qui ont agi à peu près comme le chloroforme, et ont amené un soulagement momentané, puis les accidents ont encore reparu. Enfin on a essayé la galvanisation de la peau, puis celle des muscles. Ces opérations ont augmenté les douleurs et la contracture.

La malade est restée ainsi pendant six semaines, avec une insomnie complète, une fréquence assez grande du pouls, et de la chaleur de la peau, enfin dans un véritable état de fièvre hectique qui s'accompagnait d'un dépérissement notable.

Enfin, au commencement d'avril, comme il existait à la partie latérale gauche du col une forte roideur des muscles, une douleur très-vive à la pression, et des douleurs spontanées également fort vives, je fis appliquer des ventouses sur la tempe, sur le côté du col et sur la région claviculaire à gauche, au niveau des points où la douleur avait le plus de force. Ces applications amenèrent un soulagement instantané; à mesure que le sang coulait, la roideur et la douleur se dissipaient vis-à-vis les parties ventousées.

Mais l'épaule, le bras et le membre inférieur gauche étaient restés douloureux et contracturés au même degré. Les jours suivants, on appliqua de nouveau des ventouses sur l'avant-bras et le bras, et, aussitôt l'application, la douleur et la roideur se dissipèrent. La même application fut successivement faite sur les diverses parties du membre inférieur, et chaque fois le résultat fut le même, de telle sorte qu'au bout de douze jours de ce traitement, il n'y avait plus ni douleur ni contracture; le sommeil était complet la nuit, la fièvre était presque nulle, la malade se levait et pouvait marcher à peu près sans souffrir.

Vers le milieu d'avril, la malade était depuis plusieurs jours en bon état et n'éprouvait ni douleurs ni contractures dans les membres, lorsque les menstrues survinrent: elles coulèrent convenablement, ne s'accompagnèrent d'aucune souffrance notable ni à l'utérus ni à ses annexes, et néanmoins les douleurs et la contracture du côté gauche du corps revinrent en deux jours à peu près avec leur intensité primitive.

On réappliqua des ventouses sur les membres contracturés, et, en quelques jours, les accidents cessèrent pour revenir lors d'une nouvelle apparition des menstrues.

Cette malade sortit de l'hôpital de la Charité vers le milieu du mois de juin, dans l'état suivant : Céphalalgie continuelle dans le muscle temporal et dans l'occipito-frontal ; affaiblissement notable de la vue et de l'ouïe à gauche; anesthésie de la peau de tout le côté gauche du corps ; rigidité modérée des muscles du membre supérieur gauche, de ceux du côté du ventre et du thorax et de ceux des membres inférieurs. Le gros orteil du pied gauche est toujours fortement contracté dans le sens de l'extension, de telle sorte que la marche est fort difficile. Il existe un état chloro-anémique assez notable avec des vomissements qui entraînent les aliments, quand la malade a mangé, et du mucus, quand elle a fait diète.

A partir de ce moment jusqu'en 1859, c'est-à-dire pendant deux ans, elle est restée dans son ménage, et son état s'est graduellement amélioré. Il lui reste actuellement une contracture habituelle des fléchisseurs de l'avant-bras, qui tient les trois derniers doigts de la main gauche constamment fléchis; le pouce et l'index sont à l'état normal, mais ils ne se meuvent bien que quand les trois autres sont infléchis. Les muscles du côté gauche du thorax et ceux de l'abdomen du même côté sont très-légèrement contracturés. Le membre inférieur gauche quelque peu roide, et avec ses muscles également contracturés et le gros orteil renversé en haut, rend la marche un peu gênée.

La face reste pâle ; l'épigastre est douloureux ; il y a de fréquents vomissements, soit des ingesta, soit de matières glaireuses ; la peau de tout le côté gauche du corps a presque la susceptibilité normale ; la vue et l'ouïe sont légèrement affaiblies à gauche.

Mais à chaque époque menstruelle, il se fait une recrudescence des accidents, et voici comment les choses se passent ; au jour voulu, les menstrues apparaissent sans provoquer le moindre malaise local ni la moindre colique ; bientôt la vue et l'ouïe s'affaiblissent ; les bourdonnements d'oreilles apparaissent, la peau du côté gauche du corps s'anesthésie, les muscles de la mâchoire, du col, du tronc, du ventre et des membres supérieur et inférieur du côté gauche deviennent douloureux, se contracturent : les membres deviennent roides et impossibles à faire mouvoir. A mesure que l'époque menstruelle avance et à mesure que la malade perd du sang, à mesure aussi les phénomènes de contracture et d'anesthésie vont en augmentant ; la douleur que font éprouver les muscles contracturés devient très-vive, et les accidents vont croissant jusqu'au jour où finissent les menstrues, dont la durée est de six à sept jours.

Alors les accidents diminuent rapidement, tout rentre dans l'ordre, et pendant tout ce temps il n'y a pas eu la moindre souffrance du côté de l'utérus. Après avoir éprouvé quelques-unes de ces crises, la malade a bientôt cherché à les arrêter, et naturellement elle a dû avoir recours au moyen qui lui avait si bien réussi, aux ventouses scarifiées. L'effet ne s'est pas fait attendre ; aussitôt les ventouses appliquées en une journée sur les membres gauches et sur le côté gauche du tronc, tous les accidents de contracture, de douleur et d'anesthésie cessent à l'instant comme par enchantement.

Aussi est-elle depuis dix-huit mois dans l'usage de se faire ventouser et scarifier par son mari, tout le côté gauche du corps, dès qu'après l'apparition des menstrues la contracture commence à se faire sentir, et toutes les fois elle arrête ce qu'elle appelle sa crise. L'époque menstruelle se passe alors sans troubles.

Quelquefois elle a essayé de ne pas avoir recours à son remède ordinaire, mais chaque fois les souffrances l'ont forcée à y revenir. Une fois elle a persisté à ne pas se faire appliquer de ventouses pendant une époque menstruelle, et cette fois la contracture a persisté tout le temps qu'a duré l'écoulement du sang.

L'*Union médicale* a publié, dans son numéro de janvier 1861, l'observation d'une malade du service de M. Hérard. M. Gauchet donne pour sommaire à son article : « Hystérie survenant à la suite d'une affection catarrhale aiguë : toux spasmodique, éternument excessif, spasme de la glotte, contracture des extrémités, convulsions cloniques, etc. » Cette malade guérit tout à coup par l'ingestion d'une grande quantité d'eau.

Dans son livre *des Névroses*, paru en 1864, M. Axenfeld a rappelé (page 626) les diverses contractures qui peuvent survenir chez les hystériques, mais sans insister sur les caractères de ces contractures. Nous croyons aussi que quelques-unes des considérations, émises par M. Axenfeld, sur la *contracture des extrémités*, sont parfaitement applicables à la contracture hystérique telle que nous l'entendons.

M. Charcot a communiqué[1] en 1865, à la Société médicale des hôpitaux, un travail très-important que nous utiliserons longuement, au point de vue de l'anatomie pathologique.

Deux ans plus tard, M. Philippeaux (de Lyon) lit à la Société de chirurgie un travail sur les *contractures des muscles de la hanche*, sans lésions articulaires, et simulant une coxalgie. Les contractures, dit l'auteur, se voient « chez les personnes *nerveuses*, *hystériques*, anémiques, principalement chez les *jeunes filles à l'époque de la puberté*. M. Bouvier déclare avoir rencontré également plusieurs cas semblables chez des jeunes filles nouvellement pubères[2]. »

L'année suivante, M. Lebreton étudie dans sa thèse la paralysie hystérique, les anesthésies et les paralysies de la motilité. Il ne s'ar-

[1] *Sclérose des cordons latéraux de la moelle épinière, chez une femme hystérique atteinte de contracture permanente des quatre membres.*
[2] *Gazette hebdomadaire*, 8 mars 1867.

rête pas d'une façon spéciale sur la contracture, qu'il indique seulement comme venant compliquer les paralysies hystériques (p. 85, 98, 101)[1].

En 1869, M. R. Boddaert a publié un cas très-intéressant de contracture hystérique[2]. (NOTE A.)

Dans une thèse de Paris due à M. Laure (*Étude sur la contracture intermittente des extrémités*, 1869), nous trouvons quelques vagues détails sur la contracture hystérique. Celle de M. Hélot (*Étude sur quelques cas d'hémiplégie hystérique*, 1870), contient l'observation d'une malade du service de M. Charcot, que nous rapporterons plus loin en la complétant (p. 62). Enfin, en 1868 et en 1870, M. Charcot a fait, à la Salpêtrière, des leçons sur la contracture hystérique auxquelles nous ferons de larges emprunts dans notre chapitre sur la symptomatologie[3].

Cette énumération bien longue, et que nous aurions voulu abréger, est-elle complète? Nous n'oserions l'affirmer. Dans le nombre considérable de publications dont l'hystérie a été l'objet, quelques-unes, peut-être intéressantes, ont pu nous échapper.

[1] *Des différentes variétés de la paralysie hystérique.* Paris, 1868.

[2] *Observation d'une forme de contracture hystérique produisant le pied-bot varus.* (*Annales de la Société de médecine de Gand*, 1869, p. 93.)

[3] *De la contracture hystérique*, leçon recueillie par M. Bourneville (*Revue photographique des hôpitaux*, 1871, p. 193).

CHAPITRE II

SYMPTOMATOLOGIE

I

Les attaques hystériques s'accompagnent généralement de convulsions toniques qui occupent les membres, le tronc, le cou, les muscles des mâchoires, de l'œil, de la face.... Cet état de contracture ne dure d'ordinaire qu'un temps assez court. Bientôt il s'y ajoute des convulsions cloniques, et ce sont elles, comme on sait, qui donnent en quelque sorte à l'attaque hystérique ses caractères les plus saillants. Dès que la malade revient à elle, la contracture se dissipe pour ainsi dire subitement, et les membres reviennent à l'état normal. Joséphine Cotte, dont nous donnerons l'observation plus loin, est un exemple du genre : ainsi, elle reste plusieurs heures avec les membres, le cou, les mâchoires, etc., fortement contracturés, et, de temps en temps, sur cet état de contracture générale, viennent s'enter des convulsions. Quand elle revient à elle, la contracture disparaît partout, si ce n'est au membre anciennement contracturé. Elle nous fournit donc un exemple de ce qu'on peut appeler la *contracture passagère*, passagère puisqu'elle disparaît avec l'accès, en même temps qu'elle nous présente un des plus beaux spécimens de la *contracture hystérique permanente*, permanente puisque le membre inférieur droit est toujours contracturé.

Notre intention n'est nullement d'insister sur cette *contracture passagère, aiguë* si l'on veut, qui accompagne les attaques, disparaît avec elles et fait partie de l'ensemble symptomatique qui constitue l'attaque hystérique.

Mais, dans certains cas, il n'en est plus ainsi. Contracturée sur une étendue plus ou moins grande, la malade peut, après l'accès, ne plus être, comme après les accès antérieurs, complètement délivrée de sa contracture. Il arrive souvent, en effet, qu'après un accès violent, un membre, deux membres, une région musculaire seulement, un muscle isolé, demeurent contracturés. Cette contracture a une existence propre. Entre la contracture permanente et la contracture qui ne dure que ce que dure l'accès lui-même, il y a un rapport analogue à celui qui existe entre les anesthésies persistantes que présentent si ordinairement les hystériques et cet état d'insensibilité ou de perte des sens que l'on constate pendant l'attaque.

Ces *contractures permanentes* sont le plus souvent *partielles*, tandis que la *contracture passagère* est d'habitude *générale*. Nous les diviserons en deux groupes : dans le premier, nous indiquerons rapidement les symptômes des contractures permanentes n'intéressant qu'une région, qu'un muscle, comme le trismus, le torticolis, etc.; dans le second, nous étudierons la contracture permanente des membres, que nous avons choisie plus particulièrement pour sujet de nos recherches.

II

Contractures partielles proprement dites

Tous les muscles du corps, qu'ils appartiennent à la vie organique ou à la vie inorganique, peuvent être le siége de contracture. Parmi eux, il en est qui sont plus fréquemment atteints : c'est la contracture de ces muscles que nous choisissons comme type de la contracture hystérique partielle.

1º *Contracture des muscles de la face.* Parfois la plupart des muscles de la face sont pris de contracture ; d'autres fois la contracture n'intéresse que les muscles d'une moitié du visage ; enfin, elle peut être circonscrite à quelques muscles.

a) Le premier cas paraît exceptionnel.

b) La contracture des muscles d'une moitié de la face est moins rare et partant mieux décrite. Lisse et tendue d'un côté, la peau du visage est ridée de l'autre. Comme dans la paralysie faciale, le masque est dévié, mais avec cette différence qu'il l'est avec une grande énergie *et du côté malade*. Les paupières sont fermées, serrées. Parfois la contracture unilatérale de la face peut induire en erreur en faisant croire qu'on a affaire à une paralysie faciale. En voici la preuve :

Observation VI. — *Affaiblissement paralytique des membres inférieurs. — Tempérament nerveux. — Guérison de la parésie. — Émotion vive : contracture subite d'une moitié de la face. — Erreur de diagnostic. — Guérison de la contracture au bout de six semaines.*

Madame Rac..., actuellement âgée de 62 ans, est entrée le 29 mars 1872 dans le service de M. Moutard-Martin. — Attaques de nerfs antérieures à son entrée, bien marquées surtout depuis la mort de son mari, qui a eu lieu il y a un an. Boule hystérique depuis cette époque seulement. La malade se plaint actuellement de picotements dans le côté gauche du corps, lesquels montent jusqu'à la gorge, l'étouffent et lui font perdre connaissance. Voici ce que l'on a constaté dans le service. Un matin, 3 avril, pendant la visite, elle a été prise d'une sorte de tremblement des quatre membres avec pleurs et rires venus sans cause, embarras de la parole et une sorte d'hébétude. Constipation habituelle, tympanisme léger. — (Douches froides, bromure de potassium 3 gr., dose portée aujourd'hui à 6 gr.)

Laissant de côté l'état actuel de cette femme, nous allons signaler le point de son histoire qui nous intéresse plus particulièrement. En 1849, elle entra dans le service de M. Sandras pour une faiblesse des jambes survenue après une vive émotion, laquelle, augmentant de temps à autre, rendait la marche complétement impossible. Remise au bout de quelque temps, elle fut placée comme infirmière dans le service de M. Huguier dans le même hôpital. Le premier jour, elle fut tellement impressionnée de l'arrivée soudaine de la visite, qu'elle fut prise, tout à coup d'une *contracture des muscles de la moitié droite de la face,* avec trismus, constriction de la gorge, aphonie presque complète, impossibilité de fermer l'œil du côté malade (droit). M. Huguier fit mettre immédiatement des sangsues à l'apophyse mastoïde du côté opposé à la déviation, et fit part à la malade des craintes qu'il avait de la voir paralysée bientôt de tout le côté gauche du corps. La malade raconte que la commissure labiale droite était violemment entraînée du côté correspondant, dans une direction intermédiaire entre l'œil et l'oreille. Elle fut transportée dans le service de M. Sandras, lequel, connaissant bien la malade, fit enlever les sangsues et lui ordonna, pour tout traitement, de se promener dans le jardin et de faire quelques petits travaux. Cependant M. Sandras lui-même n'avait vu dans cette affection qu'une paralysie, car les jours suivants il fit électriser, au dire de cette femme, le côté de la face dans lequel elle ne sentait point de tiraillement. Cette contracture disparut tout à coup au bout de six semaines.

Isolée quelquefois, la contracture de la face est souvent surajoutée à d'autres contractures ; aussi aurons-nous l'occasion de la mentionner de nouveau dans le cours de ce travail.

Chez une malade dont M. Ollivier nous a remis l'observation, la contracture de la moitié gauche de la face, survenue à la suite d'une émotion vive, s'accompagna d'une amaurose de l'œil gauche. La contracture guérit au bout de huit jours et la malade recouvra la vue, mais imparfaitement, car elle est moins bonne que du côté opposé.

c) *Trismus.* — La contracture des releveurs de la mâchoire est commune, mais le plus souvent, elle s'ajoute à la contracture de muscles d'autres parties voisines ou éloignées (face, langue, cou, membres, etc.). Il est très-rare de la rencontrer seule. Nous ne connaissons que deux exemples de cette espèce cités sommairement dans Landouzy. M. Delacour a donné, dans une communication faite à la Société de chirurgie, l'abrégé de l'observation d'une jeune fille de 21 ans, affectée d'un trismus qui dura trois jours, avec grande difficulté d'avaler, impossibilité d'introduire des aliments solides, aphonie, symptômes qui auraient été précédés de vomissements paraissant liés à la suppression des règles. Une seule chloroformisation mit fin à la contracture et à l'aphonie. Sans entraîner une certitude complète, cet ensemble symptomatique donne tout lieu d'admettre l'hystérie chez cette jeune fille; c'est d'ailleurs la manière de voir de M. Delacour. Les symptômes, du reste, sont ici les mêmes que dans les cas de trismus dus à d'autres causes (tétanos, etc.).

Etchevery, atteinte actuellement d'une contracture des membres du côté gauche du corps, nous offre depuis quelques jours un exemple de *trismus.* Les mâchoires sont rapprochées l'une de l'autre, au point que la malade ne peut passer entre elles que la pointe de la langue. Les sillons naso-labiaux sont fortement accusés. La parole est très-gênée. La mastication est impossible. Nous ajouterons que tous les autres muscles de la face, excepté les releveurs de la mâchoire inférieure, sont libres.

2° *Contracture des muscles de la langue et du voile du palais.* Parmi les contractures partielles, celle des muscles de la langue mérite une mention spéciale. « Quand ce symptôme, dit M. Briquet, affecte la langue, celle-ci devient roide, immobile et se tient constamment hors de la bouche. » Cette proéminence de la langue n'a pas été signalée dans les autres observations de contracture de cet organe que nous avons lues. Souvent on y mentionne la roideur et l'immobilité de la langue, telles sont: 1° celle de Delente (Trouvé), 2° de Rosalie Dehu (Briquet et Charcot), 3° celle de Leroux (Charcot), 4° celle de Buquet.

Cette dernière malade, aujourd'hui encore, dans le service de M. Charcot, âgée de 24 ans, est sujette à des attaques hystériques et épileptiques. (Note B.) Après une émotion vive, causée par la vue du prêtre administrant une de ses compagnes favorites et l'apparition imprévue de celui-ci auprès d'elle-même, elle se figura qu'elle était excessivement malade, et, pendant quelques heures, elle fit la morte. Consécutivement, elle fut prise d'une *contracture de la langue et d'une dysphagie* telles que les liquides qu'on versait avec peine dans la bouche, en raison de la contracture des mâchoires, sortaient aussitôt. La contracture des mâchoires disparut; toutefois la déglutition restait impossible. On essaya, mais en vain, de passer par les narines une sonde œsophagienne; il y avait une *contracture des muscles du voile du palais* qui s'opposait à l'introduction de l'instrument. Enfin, au bout de quelques jours, la contracture des muscles de la langue et du voile du palais, et partant la dysphagie, cessa tout d'un coup. La malade assure que, à ce moment, elle sentit une espèce de craquement dans l'arrière-bouche et au niveau de la partie antérieure et supérieure du cou.

Chez Leroux, la contracture envahit non-seulement les muscles de la langue et du voile du palais, mais encore ceux des quatre membres. La *langue* est dure, fixée énergiquement contre la face interne de la mâchoire inférieure. La face supérieure est presque accolée à la voûte palatine. Le voile du palais est tendu ; la déglutition est impossible, et l'on est obligé de faire manger la malade, pendant des semaines, à l'aide de la sonde œsophagienne. Tous les ans, depuis plus de vingt ans, on observe une fois ou deux ces accidents. Ils durent, en général, trois, quatre ou cinq semaines, et disparaissent à la suite d'accès violents et répétés. (Note C.)

3° *Torticolis hystérique.* Nous ne possédons aucun cas de contracture limitée, soit au muscle sterno-mastoïdien seul, soit à ce muscle et aux autres muscles de la partie latérale correspondante du cou. M. Briquet dit que la contracture du sterno-mastoïdien amène une déviation permanente et maintient la tête tournée et inclinée du côté contracturé. Pour qu'il en soit ainsi, il est nécessaire, croyons-nous, que la contracture intéresse d'autres muscles, sans quoi, en même temps qu'il y aurait inclinaison latérale de la tête, il y aurait une rotation de celle-ci autour de son axe, et, comme dans le torticolis rhumatismal, la face regarderait du côté opposé à la contracture. Or M. Briquet indique que la tête est tournée du côté contracturé. Cette réserve nous paraît d'autant plus justifiée que, dans les observations où le torticolis hystérique coexiste avec d'autres contractures, il est simplement dit que la tête est inclinée latéralement sur l'épaule.

4° *Pied bot et coxalgie hystériques.* Nous nous bornons à signaler ici ces contractures partielles, sur lesquelles nous aurons occasion de revenir à propos de la contracture permanente des membres inférieurs.

5° *Contracture des muscles de la vie organique.* A part l'œsophagisme et le laryngisme, on ne trouve pas de renseignements sérieux sur les contractures des autres viscères. Si l'on en croyait quelques anciens auteurs, entre autres Pomme, Raulin, etc., on serait porté à admettre qu'il existe, chez les hystériques, une contracture du canal cholédoque (ictère vaporeux) ; une contracture des uretères qui occasionnerait des accidents d'ischurie ; enfin une contracture du sphincter vésical qui produirait une rétention d'urine. *A priori*, rien ne paraît s'opposer à la réalité de ces contractures ; mais, jusqu'à présent, nous n'avons pas de documents précis qui nous permettent d'insister sur ces différents points.

III

Contracture permanente des membres

Nous allons aborder maintenant la description de la contracture permanente des membres, sur laquelle nous avons le désir d'appeler plus spécialement l'attention.

Formes. — Considérée suivant son siége, la contracture permanente des membres peut revêtir les formes suivantes : tantôt elle n'affecte que l'un des membres inférieurs ou supérieurs (*forme hémiparaplégique*) ; tantôt elle atteint les deux membres inférieurs (*forme paraplégique*) ; d'autres fois, elle frappe les deux membres d'un même côté du corps (*forme hémiplégique*) ; enfin, elle envahit à la fois les quatre membres (*forme générale*). Le plus souvent, dans cette dernière forme, la contracture gagne les membres l'un après l'autre, de telle sorte qu'après avoir été simplement hémiparaplégique, la contracture prend à la fois les formes hémiplégique et hémiparaplégique pour devenir enfin hémiplégique double (*forme diplégique*), s'il est permis d'employer cette expression.

Procédant du simple au composé, nous allons étudier successivement ces différentes formes de la contracture des membres.

A. FORME HÉMIPARAPLÉGIQUE.

Cette forme est assez commune, en ce sens qu'elle constitue chez un certain nombre de malades la première phase des autres formes de la contracture hystérique. Toutefois, il est des cas dans lesquels la contracture demeure pendant longtemps, sinon toujours, limitée à l'un des membres inférieurs. Les observations disséminées dans les auteurs nous en fournissent des exemples, et, parmi les cas qui ont été mis à notre disposition ou que nous avons observés, il en est deux que nous allons rapporter immédiatement et sur lesquels nous appuierons surtout la description des caractères de la contracture hémiparaplégique.

Observation VII. — *Convulsions dans l'enfance. — Accidents hystériques divers. — Boule. — Attaque : perte de connaissance; paralysie complète du mouvement et de la sensibilité à droite. — Guérison au bout de deux mois. — Tænia. — Erysipèle. — Traumatisme: vomissements de sang, engourdissement et fourmillements dans le membre inférieur droit, puis paralysie (anesthésie et analgésie); aphonie. — Ballonnement du ventre. — Point ovarien. — Vomissements quotidiens. — Rétention d'urine. — Contracture du membre inférieur droit avec œdème (extension et adduction). — Tremblement convulsif des mains. — Hémi-anesthésie droite (pincement, température). — Urticaire. — Chloroformisation. — Membre inférieur contracturé dans la flexion. — Émotion morale vive : disparition soudaine de la contracture.* (Observation communiquée par M. Charcot.)

Per... Jeanne, mariée, était âgée de 42 ans, quand elle fut admise, comme malade, à la Salpêtrière, le 25 février 1865. Cette femme était fille de service à la Salpêtrière en 1864. Le 4 juillet de cette année, elle tomba malade et entra dans le service de M. Vulpian, qui recueillit alors les renseignements suivants : *convulsions* dans l'enfance; fièvre typhoïde à 10 ans ; petite vérole à 11 ans. Réglée à 13 ans. A la suite de maux de tête, à l'âge de 18 ans, chute avec perte de connaissance, sans paralysie. Depuis lors, elle est sujette à des accidents qui consisteraient en une sensation de boule partant de l'utérus, remontant jusqu'à la gorge et déterminant de la suffocation.

A 25 ans, perte subite de la connaissance avec chute. Cet accident fut suivi d'une *paralysie de la moitié droite du corps*, dans laquelle, à son dire, la sensibilité et le mouvement étaient abolis. La face aurait été également paralysée et déviée ; la parole était très-embarrassée et ne redevint naturelle qu'après 15 jours. Au bout de 2 mois, guérison de la paralysie. — *Ver solitaire* à 37 ans. A 39 ans, *érysipèle* de la face et du cuir chevelu, qui a duré

15 jours, et pour lequel elle est entrée à l'hôpital Necker. A cette époque, on lui aurait donné du cousso et elle aurait encore rendu, si on l'en croit, 32 pieds de tænia.

Dans le courant de juin 1864, étant fille de service dans la division des aliénées, à la Salpêtrière, elle a fait une chute qui a été l'origine de douleurs dans les reins. Huit jours plus tard, elle reçut un coup de pied dans le bas-ventre et un coup de poing dans la région épigastrique. Quelques instants après elle a vomi du sang. Le lendemain, elle s'est alitée. Depuis lors, presque tous les jours, elle a vomi un peu de sang et elle a éprouvé de l'engourdissement et des fourmillements dans le *membre inférieur droit*. Enfin, ce membre a été frappé de *paralysie* et est devenu un peu œdémateux. De ce côté, la *sensibilité tactile* et la *sensibilité à la douleur* ont complétement disparu. Il y a aussi une diminution de ces deux modes de sensibilité au niveau du flanc droit et de la région hypogastrique. — Per... est très-excitée à son arrivée à l'infirmerie. Outre les phénomènes que nous venons de décrire, elle a des alternatives de dépression et de *ballonnement du ventre*, avec double saillie latérale. A l'auscultation, on constate un peu de rudesse du murmure respiratoire, au sommet gauche, en avant. — Rien au cœur.

24 *septembre*. La malade ne peut pas parler et elle indique, comme cause, un obstacle qui siégerait au cou (*laryngisme?*)

6 *octobre*. Per... a enfin recouvré l'usage de la parole.

24 *octobre*. Suppression de la liqueur de Fowler, qu'elle prenait depuis le commencement de septembre. Julep avec teinture de noix vomique, 1 gramme.

20 *novembre*. Les médications précédentes n'ont amené aucun changement. On note toujours des vomissements, de la pneumatose intestinale et des douleurs dans l'hypochondre et la région iliaque gauches. Suppression de la noix vomique et des pilules de Méglin, que la malade prenait sans résultat depuis quelques jours. 2 pilules d'un centigramme de nitrate d'argent.

3 *décembre*. Même état. Vomissements quotidiens, météorisme permanent, douleur vive dans l'hypochondre gauche, *rétention habituelle d'urine*; *paralysie avec contracture du membre inférieur droit* et œdème assez prononcé de ce membre [1]. Per... est transportée à la Pitié pour favoriser son admission comme incurable à la Salpêtrière, ce qui a lieu le 23 février 1865. A partir de ce moment, les notes sont dues à M. Charcot.

3 *août* 1865. Il y a huit jours, étant à la fin de son époque menstruelle, Per... est tombée sur le boulevard à la suite d'un étourdissement (?); bientôt elle s'est relevée et elle a pu marcher jusqu'au 1er août. Ce jour-là, elle a eu une grande colère avec agitation extrême, tremblement des membres, rougeur de la face, idées de suicide (elle voulait se pendre); il a fallu lui mettre la camisole. Pendant cet accès de colère, elle a cessé de parler et ne se faisait comprendre que par gestes. Quand elle cherche à se servir de ses mains, pour boire, par exemple, elles sont agitées d'un tremble-

[1] Il n'est pas dit qu'on ait constaté une douleur dans l'hypochondre droit.

ment convulsif. Toute *la moitié droite du corps est anesthésiée* (pincement et température). Cette anesthésie, évidente pour les membres supérieur et inférieur du côté droit, l'est moins pour la partie correspondante du tronc et de la face. — Le *membre inférieur droit* est roide et placé dans l'extension avec adduction. On parvient avec effort à fléchir la jambe sur la cuisse; mais dès qu'on abandonne la jambe, elle revient, à l'instar d'un ressort, à sa position habituelle. Il en est de même lorsqu'on met ce membre dans l'abduction. La malade marche avec des béquilles; le *pied droit* vient s'appuyer derrière le talon du pied gauche, et, par conséquent, les jambes sont un peu croisées.

D'après les renseignements fournis par la surveillante, il paraît que Per... parle quand elle veut : ainsi ce matin, elle a parlé distinctement. — Elle n'a pas mangé depuis 3 jours. Le ventre est volumineux et douloureux au niveau du flanc gauche. Pas de garde-robe depuis 8 jours. — On n'a pas noté d'attaque de nerfs.

7 *août*. Les membres supérieurs, surtout le droit, sont agités de mouvements convulsifs. Il en était de même hier matin. Ces jours passés, on a noté une rougeur intense de la face et du cou, avec des élevures plus pâles. Aujourd'hui, cette coloration a beaucoup diminué. Per... se plaint d'une sensation de boule avec constriction à la gorge. Elle avale sans difficulté. — Miction normale. — Constipation. Le lendemain, il existe un grand nombre de papules d'*urticaire*, sur la cuisse droite et la moitié correspondante du tronc. On en voit quelques-unes seulement, à gauche.

10 *août*. Hier, dans l'après-midi, la malade a eu des vomissements abondants et des selles copieuses, après un lavement purgatif. Elle accuse une douleur vive au palais, sans que l'examen y fasse rien découvrir de particulier. Le ventre est toujours très-ballonné.

16 *août*. Per... parle depuis hier. La parole est lente, un peu embarrassée. Le tremblement des membres supérieurs a presque disparu. Amélioration notable. La malade ayant été soumise à l'action du *chloroforme*, jusqu'à résolution complète, on a constaté que le membre inférieur droit arrivait à un état de flaccidité absolu. Per... était déjà en partie réveillée, que le membre inférieur droit, tenu fléchi et dans l'abduction, n'a pas encore commencé à s'étendre. Insensibilité au froid sur la moitié droite du corps (cuisse, ventre, bras). L'urticaire persiste.

17 *août*. Le membre inférieur droit, que l'on avait maintenu fléchi, à l'aide d'une bande, jusqu'à trois heures de l'après-midi, est resté roide dans cette position. Ce matin, les mouvements de l'articulation coxo-fémorale sont libres. La jambe est fortement fléchie et résiste à l'extension. Cependant, avec un certain effort, on la ramène à l'extension Le membre prend alors toutes les positions que l'on veut, en conservant, toutefois, dans chacune, une roideur assez prononcée. On laisse le membre dans la flexion.

22 *août*. Le membre inférieur droit a gardé la position fléchie. La parole est encore embarrassée. Pas de tremblement de la langue; tympanite abdominale; rétention d'urine.

10 *octobre*. Sur sa demande, Per... sort de l'infirmerie. Le membre in-

férieur est toujours dans la flexion ; néanmoins la malade peut marcher à l'aide d'une béquille.

Dans le courant de l'année 1867, on a observé une amélioration assez notable : Per... marchait sans béquilles et boitant à peine. On n'aurait pas observé d'attaque de nerfs dans les derniers temps.

27 *février* 1868. La malade est renvoyée sous l'inculpation de vol de linge. Cette accusation produisit sur Per... une influence morale telle, que la contracture disparut. C'est de cette malade que parle M. Charcot, dans sa leçon faite en 1870 à la Salpêtrière, en se servant des termes suivants : « Les crises hystériques proprement dites avaient depuis longtemps disparu. Cette femme fut accusée de vol : la contracture, qui avait duré plus de deux ans, se dissipa tout à coup à l'occasion de l'ébranlement moral que produisit cette accusation. »

Chez cette femme, les accidents hystériques ont présenté une très-grande variété. Les attaques, qui ont commencé à 18 ans, s'accompagnaient de la sensation connue sous le nom de *boule hystérique*. Sept ans plus tard, l'une des attaques fut suivie d'une *paralysie de la moitié droite* du corps qui guérit au bout de deux mois. A 41 ans, après des traumatismes, survient une *paralysie complète du membre inférieur droit*, et, à cette époque, on observe en outre :

1° Une hémianesthésie du côté droit ;

2° Du tympanisme ;

3° De la douleur dans la région de l'ovaire gauche ;

4° Une rétention d'urine ;

5° Un tremblement du membre inférieur droit (*épilepsie spinale*) ;

6° Une *aphonie* et des *troubles intellectuels* divers.

C'est alors que vient s'ajouter à cet ensemble symptomatique la *contracture du membre inférieur droit*. — Bornons-nous, pour le moment, à signaler ses caractères principaux : le membre est dans l'extension et dans l'adduction ; pour le fléchir, il faut déployer une certaine force, et, sitôt qu'on cesse cette manœuvre, ce membre reprend sa position primitive, à la manière d'un ressort.

Nous retrouvons tous ces caractères, et encore plus prononcés, chez la malade de l'observation suivante, qu'on peut encore voir à la Salpêtrière, dans le service de M. Charcot. Son histoire est intéressante à une foule d'égards ; aussi n'avons-nous pas hésité à la rapporter complétement, malgré sa longueur.

Observation VIII. — *Convulsions dans l'enfance. — Tempérament nerveux. — Frayeur vive pendant les règles : première attaque hystérique (15 ans). — Attaque violente, suivie d'une paralysie, avec contracture des membres du côté droit (20 ans). — Hémianesthésie droite. — Hyperesthésie ovarienne droite. — Tympanite. — Influence de la compression de l'ovaire sur les convulsions. — Caractères de la contracture. — Epilepsie spinale. — Description d'une attaque ; élévation de la température et fréquence du pouls. — Disparition de la contracture au membre supérieur droit. — État de mal hystéro-épileptique : symptômes, marche, température; ses différences avec l'état de mal épileptique. — Insuffisance des médications employées. — État actuel : contracture du membre inférieur droit.* (Observation recueillie par Bourneville.)

C... Joséphine, célibataire, âgée de 21 ans, est entrée à la Salpêtrière le 30 mai 1871 (service de M. Charcot). Nous avons recueilli sur ses antécédents les détails suivants. A sa naissance, elle était très-chétive ; elle fut élevée au sein par sa mère. Elle aurait eu des convulsions durant sa première enfance, et quelques accidents scrofuleux : croûtes du cuir chevelu, glandes cervicales et axillaires, écoulement d'oreille (10 ans), ophthalmie chronique, engelures aux doigts et aux orteils. Rougeole à 9 ans Susceptibilité nerveuse très-accusée. Les *règles* sont apparues à 15 ans. La première époque menstruelle a été précédée de céphalalgie et de douleurs abdominales. Les règles coulaient depuis deux jours lorsque C... eut une frayeur vive occasionnée par son père qui, étant ivre, voulait la tuer. C'est alors qu'est survenue la première attaque : cri, perte de connaissance, chute sur le sol, convulsions. Cette attaque se serait terminée par des pleurs et par une miction abondante. Le lendemain, nouvelle attaque.

La seconde époque menstruelle serait venue deux mois plus tard, et aurait été accompagnée de plusieurs attaques. Celles-ci, depuis lors, se sont renouvelées à peu près quotidiennement. Quelquefois on en voyait deux ou trois dans la même journée.

Peu après, C .. aurait eu ses premiers rapports sexuels. Son inconduite aurait été telle, que son père se décida à l'amener à Paris et à la placer dans la maison de correction connue sous le nom de couvent Saint-Michel (avril 1870). Elle y était encore lorsqu'elle fut prise en mars 1871 d'une maladie (fièvre typhoïde ?) pour laquelle elle fut envoyée à l'ambulance des Magasins-Réunis. Quelque temps après, à la suite d'une attaque très-violente, il se produisit une contracture des membres du côté droit, plus marquée au membre inférieur, et accompagnée d'une *anesthésie* complète de toute la moitié correspondante du corps. L'ambulance ayant été évacuée, C... entra à la Salpêtrière.

Avant de décrire son état actuel, il nous reste à donner quelques renseignements sur sa famille. Sa *mère* est morte à 58 ans d'une hydropisie ; son *père*, âgé de 61 ans, est très-nerveux et fait de *fréquents excès de boisson*. Sa *sœur* aînée aurait une conduite très-irrégulière ; elle est très-nerveuse, mais n'a pas d'attaques convulsives. Une de ses *cousines* serait morte phthisique, après avoir eu des attaques hystériques et une contracture des quatre membres.

2 *juin* 1871. Le *membre pelvien droit* est contracturé et dans une extension complète. Le *pied* présente la disposition connue sous la dénomination

de *pied bot varus équin*. Les orteils sont dans la flexion forcée. Sur toute l'étendue du membre, on remarque des *contractions fibrillaires*. Les mouvements communiqués sont très-douloureux. A la main, le membre inférieur droit est manifestement plus chaud que le gauche. — Le *membre thoracique droit* est contracturé : la flexion de l'avant-bras sur le bras est impossible.

1er *septembre*. Bien que l'état du membre inférieur soit à peu près le même que précédemment, la malade peut marcher, en boitant, sur la pointe du pied. On note de plus qu'il est agité de petites *secousses* qui persistent quand la malade est assise. Cette *trémulation*, que l'extension brusque du gros orteil n'arrête pas, est exagérée par l'extension du pied. Le tremblement est assez marqué pour se communiquer au reste du corps. — Au membre supérieur droit, on observe une rigidité du coude qui n'est pas constante. — Il existe dans le *flanc droit*, au niveau de la *région ovarienne*, une *douleur* très-prononcée, qui manque à gauche. — Les *règles* sont régulières. — *Traitement* : 2 grammes de bromure de potassium — 8 *septembre*. 4 gr. de bromure. — 16 *septembre*. 5 gr. de bromure. — 21 *septembre*. 6 gr. de bromure : depuis son arrivée à la Salpêtrière, C... a des attaques à peu près quotidiennes.

25 *septembre*. 7 gr. de bromure. — 27 *septembre*. Règles. La malade n'a pas eu d'attaque depuis le 21. M. Charcot a constaté, dans une des attaques l'influence très-nette de la *pression de l'ovaire droit*. — 4 *octobre*. 8 gr. de bromure. Attaques quotidiennes depuis le premier.

9 *octobre* 1871. Les membres supérieurs sont libres ainsi que le membre inférieur gauche. Le *membre inférieur droit* offre les caractères que nous avons notés plus haut : contracture dans l'extension, tremblement, pied bot varus équin, etc... *L'anesthésie* persiste aussi sur la *moitié droite* du corps. La *région ovarienne droite* est toujours douloureuse à la pression.

Si l'on en croit la malade, les différents *sens* seraient quelque peu émoussés. Les *fonctions digestives* s'accomplissent assez régulièrement. Toutefois nous signalerons : 1° une *sensation d'étouffement* après le repas ; 2° de la *tympanite abdominale*, qui est habituelle.

A un moment de l'examen, la malade est prise d'une *attaque* : les membres, le tronc, le cou se roidissent, les doigts se ferment, les pouces se placent en dehors. Les avant-bras sont dans une pronation extrême. Le *membre inférieur droit* est animé de secousses plus rapides et plus fortes qu'à l'état ordinaire. Le pied bot s'accentue davantage. La respiration devient saccadée et extrêmement rapide. A chaque instant, du reste, la scène change. Parfois le corps est recourbé en arrière, de telle sorte que la malade ne repose que sur la nuque et les talons ; d'autres fois on observe des mouvements saccadés du bassin et de l'épigastre : par intervalles, enfin, la malade pousse des cris plus ou moins aigus. Une écume blanche, abondante, s'écoule de la bouche presque depuis le début. La face est rouge, non asphyxique et semble légèrement gonflée. Les paupières sont closes : lorsqu'on les écarte, on voit les globes oculaires dirigés en bas et à gauche. La peau est chaude et moite. De temps à autre, on voit apparaître des secousses diaphragmatiques, comme si la malade avait le hoquet. Enfin la roideur diminue, les convulsions cloniques deviennent plus rares, la respiration est plus calme, les paupières s'ouvrent, les globes oculaires reprennent leur position normale Enfin l'accès se termine par des éructations et des pleurs abondants. La malade, qui paraissait avoir perdu connaissance au commencement de son attaque, parle bientôt, comme s'il n'était rien arrivé. Elle se plaint seulement de douleurs à la tête et dans tout le côté droit. Ces phénomènes convulsifs ont duré au moins 1 heure et demie.

27 *octobre*. La malade est prise à 11 heures un quart d'une attaque *précédée* simplement de *nausées*. Elle ne diffère pas sensiblement de celles que nous avons décrites. La température vaginale prise aussitôt était de 37°,6, le pouls très-petit à 128. L'attaque a duré jusqu'à 2 heures quarante-cinq. A 3 heures et demie, la température était à 37°, 2.

30 *octobre*. L'exploration dynamométrique donne pour la main droite 80, pour la main gauche 65. La malade est prise d'une attaque à 10 heures quarante : dix minutes après, T. V. 37°,7. — 20 minutes plus tard, T. V. 38°. — A 11 heures un quart, T. V. 38°,1 — A 11 heures quarante-cinq, T. V. 37°,6. La malade est revenue tout à fait à elle (midi et demi). A midi quarante, T. V. 37°,5.

Janvier 1872. La malade prend depuis quelque temps 13 grammes de bromure de potassium. Malgré cette médication, les accès se répètent à peu près tous les jours.

18 *janvier*. Attaque à 9 heures et demie du matin. T. V. 37°,5.

19 *janvier*. Depuis hier matin, les attaques ont été extrêmement multipliées. Dans l'après-midi, C... aurait eu deux repos d'environ vingt minutes. Dans la soirée, elle aurait dormi durant une heure et demie. Les attaques ont alors reparu et n'ont cessé que de minuit à 2 heures du matin. Depuis lors, elles se sont reproduites et sont tellement rapprochées, qu'il n'y a guère plus de cinq minutes de répit. Ce matin, pendant un accès : T. V. 37°,8 ; dans un moment de calme, T. V. 37°,7.

Les accès ont les caractères suivants : Contracture générale, déviation de la face et des yeux vers la gauche, injection considérable de la moitié inférieure de la conjonctive oculaire ; pommettes rouges, également brûlantes, un peu violacées ; parfois la moitié droite de la lèvre inférieure ou la langue s'interposent entre les mâchoires. Les doigts sont fermés, les pouces placés en dehors. Les membres inférieurs, et surtout le droit, sont animés de secousses convulsives. Ecume non sanglante. Dans un moment de repos : P. 100 ; T. V. 37°,8. Après une attaque : T. V. 37°,9.

Du reste, ainsi que nous avons eu déjà occasion de le dire, l'aspect symptomatique est très-changeant. Quelques accès sont précédés d'un seul cri rauque, ou bien de plusieurs cris plaintifs. Dans d'autres accès, la face, primitivement dirigée vers le côté gauche, se porte lentement vers la droite ; dans d'autres, outre les phénomènes précédents, on observe *des mouvements du bassin* et *de grands mouvements cloniques* ; d'autres fois, enfin, la malade porte la main à sa gorge, comme si elle voulait enlever un obstacle qui l'étouffe. La *compression énergique de la région ovarienne droite* suspend momentanément les convulsions ; mais elles reparaissent quelques secondes après qu'on a cessé cette manœuvre. De 10 heures à 11 heures 15, elle n'a eu qu'un répit de 2 ou 3 minutes, pendant lequel elle a demandé à boire. — *Soir :* T. R. 37°,8.

20 *janvier*. C... a eu des séries d'accès séparées par des intervalles de calme ne dépassant pas une demi-heure, si ce n'est durant la nuit : ainsi, elle a été tranquille de 1 heure à 5 heures du matin. Actuellement la malade est dans une période convulsive. Les phénomènes sont à peu près les mêmes qu'hier. Les pommettes sont rouges et chaudes, la gauche plus que la droite. P. 96 ; T. V. 37°,8, à peine. Pendant une rémission, nous voyons la congestion des conjonctives disparaître en grande partie. La malade cause parfaitement ; elle s'est levée pour uriner ; *jamais elle ne gâte* et il n'y a pas la moindre stupeur : ce sont là *deux traits distinctifs importants entre les accidents qu'elle présente et l'état de mal épileptique*. Alors aussi nous constatons que la langue est mordillée et que la moitié droite de la lèvre inférieure est mâchonnée. Bientôt les convulsions se reproduisent. A la fin du second accès de cette série, T. V. 37°,9. — *Soir :* T. R. 38°,4.

21 *janvier*. Hier soir la malade s'est levée pour aller à la garde-robe. Dans la journée, les temps d'arrêt n'ont guère dépassé quinze à vingt minutes ; durant la nuit, ils ont été assez longs (2 et 4 heures). Depuis 5 heures du matin, les séries n'ont été séparées que par des repos de cinq à six minutes.

Les *rémissions* offrent les caractères suivants : la malade commence à parler, alors que persiste encore la contracture du cou et des membres, la déviation de la face et des yeux. Au bout de quelques secondes, la contracture des membres, sauf celle du membre inférieur droit, s'efface tout à fait, et bientôt, la face et les yeux ont leur direction naturelle. La malade s'assied, cause, rit, absolument comme si elle n'avait rien éprouvé. La physionomie reprend son expression habituelle. Ce n'est que par exception qu'on note des pleurs. Dans ces moments, C... se plaint de douleurs à la tête, dans le flanc et le membre inférieur du côté droit.

Nous assistons maintenant à une nouvelle série d'attaques, et nous voyons de nouveau la compression de la région ovarienne droite suspendre assez rapidement les convulsions. Cette influence est surtout manifeste et prompte pour les convulsions des membres inférieurs. P. 120 ; T. V. 38°,1. — On a fait hier trois injections sous-cutanées de sulfate d'atropine au 60°. Aujourd'hui application d'une vessie de glace sur le flanc droit.

22 *janvier*. Depuis hier 11 heures jusqu'à 8 heures du soir, les accès se sont succédé sans relâche. Après une heure de calme, ils ont repris et ont continué jusqu'à ce matin (7 heures). A ce moment, la malade est revenue à elle et s'est levée pour aller à la selle. A peine était-elle recouchée qu'une nouvelle série a éclaté. T. V. 38°,5.

A 10 heures et demie, rémission. C... bavarde sans cesse et présente une légère excitation. Elle se rappelle qu'on a comprimé son ventre et que cette pression était douloureuse. Les morsures de la lèvre sont couvertes de dépôts jaunâtres. — Pas de rougeurs sur les fesses. Les règles, apparues ce matin, coulent assez bien. Durant cette rémission P. 96 ; T. V. 38°,2. Nouvelle série. On remarque autour du cou une sorte d'éruption érythémateuse diffuse. — *Traitement :* 4 quarts de lavement avec sulfate de quinine, 0gr,75.

23 *janvier*. Les accès ont continué ; toutefois, les intervalles de repos ont été plus fréquents.

Les *séries* se composent de deux sortes de phénomènes : 1° un état de contracture générale ; 2° de convulsions.

1° *Tétanisme général*. La face est tournée vers la gauche ; les globes oculaires, dirigés en haut et à gauche, sont en partie cachés par la paupière supérieure ; les mâchoires sont assez serrées ; le cou est roide ; les membres supérieurs sont allongés, roides, les doigts, fortement fléchis ; le membre inférieur gauche est modérément contracturé, le droit l'est beaucoup plus, et, en outre, il est affecté de tremblement. C'est sur cet ensemble de symptômes que viennent se greffer les convulsions.

2° *Convulsions*. Elles présentent plusieurs variétés.

a) Le strabisme augmente et la déviation de la face vers la gauche est plus accusée ; la contracture des membres, avec pronation forcée, devient encore plus forte ; le tronc se soulève à demi ; les membres inférieurs, sont extrêmement rigides et animés de petites secousses tétaniques. Cette phase dure de vingt à trente secondes, et semble se prolonger à mesure que les accès se répètent. Puis la malade retombe sur le dos, la respiration est stertoreuse, ronflante et accompagnée parfois d'une espèce de cri plaintif ; enfin, on voit une écume assez abondante s'écouler de la bouche.

b) Quelquefois, les convulsions, au lieu d'exagérer la tendance du corps à se porter vers la gauche, l'entraînent à droite. Le corps entier décrit, pour ainsi dire, autour de son axe un demi-cercle et passe du décubitus latéral gauche au décubitus latéral droit. A la fin de ces crises, le corps revient à l'état de tétanisme général que nous avons décrit.

c) D'autres fois, après l'exagération du tétanisme, il survient des convulsions rapides des paupières, quelques mouvements convulsifs de la face, puis des secousses cloniques des membres supérieurs. Ces accès, qui se rapprochent beaucoup des accès épileptiques, finissent par de l'écume à la bouche, et la malade paraît tomber dans un coma momentané.

d) Enfin, il est des accès qui ont un véritable cachet d'hystérie : mouvements du bassin, spasmes du diaphragme, éructations, constriction laryngée, etc.

A la fin de ces diverses variétés d'accès, mais en particulier des trois premières, la face devient rouge et se couvre de sueurs. Jamais il n'y a d'évacuations involontaires ; jamais non plus, on n'observe de dilatation des pupilles, ainsi que cela a lieu dans l'état de mal épileptique.

Du 23 janvier au 31 mars 1872, le tableau symptomatologique ne s'est pas modifié d'une manière sensible. Les séries d'accès ont varié de huit à quinze par jour, avec des rémissions plus ou moins longues, mais ne dépassant que par exception deux heures de durée, du moins pendant le jour.

Outre les *moyens thérapeutiques* indiqués plus haut, M. Charcot a eu successivement recours à l'anesthésie avec le *chloroforme*, jusqu'à résolution complète, à l'*opium*, à l'*asa-fœtida* (10 à 12 grammes par jour en lavements et en potions), aux injections sous-cutanées de *sulfate de strychnine* (3 milligrammes). Tous ces agents, de même que le bromure de potassium, dont la malade, au moment du début des accidents, prenait 13 grammes par jour, ont été impuissants à enrayer les convulsions.

Pendant tout ce temps également, la température n'a guère changé : elle a oscillé entre 37° et 38°,4. — Les *urines* ont conservé leurs caractères normaux et ont été à peu près aussi abondantes qu'à l'état physiologique. (Note D.)

Si nous voulions relever toutes les particularités intéressantes de cette observation, nous serions entraîné un peu en dehors de notre sujet. Toutefois, nous devons une mention spéciale à l'état de mal hystéro-épileptique. Pendant plus de deux mois, la malade a eu quotidiennement plus de 100 attaques, et, malgré cela, la température ne s'est pas élevée plus haut que 38°,4, c'est-à-dire à peu près au chiffre qu'elle atteignait à la suite d'un seul accès.

Mais ce qui nous intéresse plus particulièrement, c'est l'ensemble symptomatique qui coexiste avec la contracture du membre inférieur droit.

Que voyons-nous actuellement chez cette malade? A peu près tous les symptômes permanents de l'hystérie. Ce sont :

1° Une *hémianesthésie* complète du côté droit ;

2° Une *hyperesthésie ovarienne* du même côté ;

3° Une *contracture du membre inférieur droit* qui date maintenant de quinze mois ;

4° Une *tympanite* abdominale continuelle et assez prononcée.

Il est bien évident que cette réunion d'accidents ne peut laisser aucun doute sur la nature hystérique de la contracture.

Les détails contenus dans ces deux dernières observations, joints à ceux qui sont disséminés dans les faits que nous avons intercalés dans le chapitre premier et à d'autres que nous rapporterons plus loin, vont nous fournir les éléments nécessaires pour esquisser la forme hémiparaplégique de la contracture hystérique.

En général, la contracture du membre inférieur survient à la suite d'une attaque. Toutefois, elle n'arrive pas d'emblée. Le plus souvent, on observe d'abord une paralysie du mouvement et de la sensibilité occupant, non-seulement le membre inférieur, mais aussi le membre supérieur. C'est quand le terrain est ainsi préparé, qu'une nouvelle attaque est suivie d'une contracture envahissant le membre inférieur.

Il peut arriver aussi que, outre l'attaque qui a produit l'hémiplégie, ou même une paralysie plus étendue et l'attaque qui précède immédiatement la contracture, on observe certains phénomènes dans le membre qui va devenir contracturé. Les phénomènes auxquels nous faisons allusion consistent en des fourmillements, des engourdissements, des crampes, des sensations douloureuses, quelquefois en un tremblement (Sandras) composé de petites secousses tétaniques (*épilepsie spinale*).

Quoi qu'il en soit, une fois la contracture d'un membre inférieur établie, elle présente les caractères suivants : Toujours, au moins d'après les douze cas que nous avons relevés, le membre contracturé est dans l'*extension* la plus complète ; la hanche, le genou, le pied sont rigides. Essaye-t-on de les fléchir, on occasionne des douleurs très-vives sans parvenir à vaincre la contracture. Parfois on réussit à fléchir quelque peu la jambe sur la cuisse ; mais alors les malades accusent des douleurs, d'habitude lancinantes, qui, partant du genou, s'irradient vers la hanche et vers la colonne vertébrale. Quelques malades, entre autres V... et Lef..., prétendent souffrir jusque dans la tête.

Si on abandonne le membre, que l'on a plus ou moins fléchi, à lui-même, il revient aussitôt à sa position primitive, à l'instar d'un ressort. Très-communément le membre inférieur ainsi contracturé est porté dans l'*adduction*. Seul un cas de M. Lebreton fait exception. Disons enfin que, de même que la flexion, l'abduction est extrêmement difficile.

En raison de la contracture des muscles de la partie supérieure du membre et d'une ascension plus ou moins marquée de la moitié correspondante du bassin, en raison aussi de la disposition du pied, le membre contracturé paraît un peu plus court que le membre sain. De là, peut-être, l'une des causes qui, en maintes circonstances, ont fait confondre la contracture hystérique avec la coxalgie. Nous reviendrons tout à l'heure sur ce point. La *hanche* contracturée paraît donc un peu plus relevée que celle du côté sain.

Le genou, à part son inclinaison en dedans, n'offre pas de déformation particulière. Il n'en est pas de même du pied qui, lui, a un aspect tout à fait spécial et connu sous le nom de *pied bot varus équin* ou *pied bot paralytique*.

Dans toutes les observations que nous possédons, anciennes ou récentes, empruntées aux historiens des faits prétendus miraculeux ou puisés aux sources de l'expérience contemporaine, l'attitude du pied possède un cachet tout à fait propre. Qu'il s'agisse de ladite Emmelot, qui vivait à la fin du treizième siècle, ou des malades que nous avons encore sous les yeux, le pied se présente toujours sous le même aspect.

Le talon est élevé, le tendon d'Achille fortement contracturé; la face dorsale du pied est renversée en dehors; la face plantaire, devenue concave, regarde en dedans et en haut; le pied repose sur son bord externe. En général, les orteils sont fléchis plus ou moins fortement. Il résulte de cette disposition que, lorsqu'on essaye de faire marcher les malades, c'est la *griffe* formée par les orteils et le bord externe du pied qui portent sur le sol. La malléole interne est effacée tandis que l'externe est très-proéminente.

On conçoit sans peine que, dans de semblables conditions, la marche soit difficile et quelquefois même impossible, et qu'elle s'accompagne de claudication. Toujours, du reste, il faut que la malade se serve de béquilles ou d'un aide. Parfois aussi il arrive que, dans la marche, la jambe contracturée vient croiser le membre sain, que le pied frotte sur le parquet.

La sensibilité, examinée dans ses différents modes, est toujours obtuse, quelquefois même tout à fait abolie. Le membre contracturé est d'ordinaire moins chaud que le membre sain (?). Chez quelques malades, — Cot... et V... en sont des exemples (p. 43 et 91), — on observe une trémulation (*épilepsie spinale*) qui ne cesse pas constamment pendant le sommeil. Cette trémulation augmente par l'intervention de certaines manœuvres, comme l'extension, l'élévation du membre au-dessus du lit. Parfois, ce tremblement est assez intense pour se communiquer au reste du corps. Il s'exagère aussi sous l'influence des émotions.

La plupart des malades accusent dans le membre contracturé des sensations diverses, d'ordinaire passagères. Elles consistent tantôt en des fourmillements, des engourdissements, tantôt en des élancements ou en des douleurs continues. Mais souvent il est difficile d'avoir, à cet égard, des renseignements bien précis. Chez les femmes qui sont encore sujettes à des attaques hystériques, tous les caractères de la contracture s'accentuent davantage sous l'influence des attaques.

Relativement à la durée, nous n'avons aucune notion exacte. Dans certains cas, la contracture a disparu, en général, sous l'influence d'une émotion plus ou moins violente. Chez quelques-unes, la contracture est revenue au bout de quelque temps, après s'être effacée. Mais nous pouvons dire que, le plus souvent, la contracture isolée de l'un des membres inférieurs se complique tôt ou tard de contracture soit de l'autre membre inférieur, soit de l'un des membres supérieurs.

En parlant des contractures partielles, nous avons dit qu'il existe des cas de contracture hystérique limitée au pied. En pareille circonstance, le pied présente d'une façon à peu près absolue les caractères que nous avons décrits plus haut. (Note A.)

Tels sont les cas de Jeanne Fourcroy (p. 16), de Marie Leclerc (Obs. II, p. 21), ceux publiés par M. Boddaert et par M. Laycock, un autre rappelé par M. Charcot dans ses Leçons, et enfin le cas de M. Boissarie, que nous allons rapporter *in extenso*, parce qu'il complète la description que nous venons de tracer.

Observation IX. — *Accidents hystériques à 11 ans. — Nouvelles attaques suivies de léthargie* (18 *ans*). — *Contracture des membres inférieurs consécutive à une attaque. — Localisation de la contracture au pied gauche. — Caractères de la déformation. — Traitement par les injections de sulfate d'atropine. — Guérison.* (*Gazette des hôpitaux*, 1861.)

Madame B..., âgée de 31 ans, a éprouvé, depuis l'âge de 11 ans, des accidents hystériques qui se sont renouvelés à diverses reprises. Le chagrin qu'elle éprouva à la mort de sa mère fut le prélude des phénomènes nerveux qui se sont manifestés à cette époque. A 18 ans, une deuxième attaque fut suivie d'un état léthargique qui dura trois jours et fit croire à sa mort. On se préparait à faire ses funérailles lorsqu'elle revint à elle.

Mariée à 19 ans, elle devint mère de trois enfants bien portants. Sa santé même semblait s'être rétablie, et elle n'avait ressenti qu'une atteinte assez faible, lorsque, au mois de novembre dernier, elle fut prise d'une dernière crise, qui dura 24 heures, et à la suite de laquelle elle conserva une *contracture des membres inférieurs* qui céda le jour suivant. Seul le pied gauche reste fortement rétracté et présente tous les symptômes d'un *varus* très-accusé. Il repose sur le sol par son bord externe; la face plantaire est très-concave, la malléole externe saillante, l'interne difficile à percevoir. Le tendon du jambier antérieur forme une saillie très-dure, le tendon d'Achille est également rétracté. Dans ces conditions, la marche est impossible.

Pendant deux mois, tous les moyens ordinairement mis en usage contre ce genre d'accidents restent sans action, et quoique toute autre manifestation hystérique ait disparu, le pied se dévie de plus en plus et semble dans un état de subluxation. Désespérant de pouvoir triompher de cette rétraction, je songeai à la ténotomie, comme ressource extrême, lorsque j'eus l'idée de mettre en usage les injections de sulfate d'atropine au niveau du point d'émergence du sciatique et vis-à-vis l'échancrure. J'injecte 12 gouttes d'une solution contenant 5 centigrammes pour 20 grammes : une demi-heure après, apparaissent les phénomènes d'intoxication, qui se prolongent toute la journée et une partie de la nuit. Sous cette influence, le pied, qu'aucune traction antérieure ne pouvait ramener dans sa position normale, est facilement dévié dans tous les sens. On ne perçoit aucune tension tendineuse. Dès ce moment, la malade se croit guérie et recommence à marcher. Je la perds de vue pendant 15 jours. Au bout de ce temps, les résultats se sont conservés, mais pendant la marche, le pied tend encore à se dévier, probablement par suite de la faiblesse des muscles antagonistes.

La faradisation aurait peut-être pu triompher alors de cet état, mais, constatant encore une roideur dans les muscles précédemment contracturés, je pratique à la jambe et sur le trajet du jambier antérieur deux injections de sulfate d'atropine de la solution indiquée, la première de 8 gouttes, la seconde de 4. Ces deux opérations, faites à trois jours d'intervalle, font disparaître les dernières traces de contracture et ramènent le pied dans sa position normale.

On observe quelquefois de légères modifications de la contracture du pied : ainsi, dans le cas de M. Briquet (Obs. V, p. 26), les quatre derniers orteils étaient fortement fléchis, tandis que le gros orteil était relevé. La manière dont cette contracture partielle se développe, jointe à l'existence des symptômes qui constituent l'hystérie, ne laisse pas de doute, en général, sur la nature de la maladie.

Laissant de côté la contracture désignée sous le nom de *genu recurvatum hystérique*, sur laquelle nous n'avons pas de renseignements suffisants, nous allons indiquer rapidement en quoi consiste la contracture des muscles de la hanche connue sous le nom de *coxalgie hystérique*.

« Avec Brodie, MM. Robert et Verneuil, nous appelons coxalgie hystérique une affection hystérique de la hanche, se montrant d'emblée chez des sujets anémiques, hystériques, et qui est caractérisée par la contracture douloureuse des muscles de la région, en même temps que par l'absence de toute espèce de lésion de l'articulation. » (Crolas, *de la Coxalgie hystérique*. Thèse de Montpellier, 1865.)

La coxalgie hystérique se montre parfois, de même que les autres contractures hystériques, après une attaque ; c'est ce qui eut lieu chez une malade de M. Gubian (Crolas, *loc. cit.*, p. 24). D'autres fois, elle survient à la suite d'un accident, ainsi que cela arriva aussi pour la contracture de tout le membre inférieur (Obs. XIV). Cette apparition brusque de la contracture diffère du mode d'invasion de la tumeur blanche, qui, elle, s'annonce par des symptômes successifs. Dans la coxalgie hystérique, en effet, les symptômes atteignent en quelque sorte d'emblée leur maximum de développement, tandis que, dans la tumeur blanche de la hanche, les accidents vont en s'accroissant progressivement. Quoi qu'il en soit, on observe une déformation de la hanche. La moitié correspondante du bassin semble relevée. Les muscles de la fesse sont tendus, forment des reliefs plus ou moins sensibles, et donnent au toucher la sensation d'un corps dur. D'après M. Barwell[1], la fesse, au lieu d'être plate, est saillante du côté malade. La cuisse est dans l'adduction et parfois fléchie sur le bassin. Souvent même, en dehors de la flexion, il y a un raccourcissement, mais il n'est toujours qu'apparent; il n'existe pas de gonflement des parties molles, ni aucun des signes de l'inflammation que l'on observe dans la tumeur blanche de la hanche. Dans la coxalgie hystérique, lorsqu'on pousse la tête du fémur sur la cavité cotyloïde, on ne produit pas de douleur; dans la véritable coxalgie (coxarthrocace), cette manœuvre est, au contraire, très-pénible. La pression superficielle est douloureuse dans la première de ces affections, et la pression sur les parties profondes est à peu près indolente; c'est presque l'opposé qui a lieu dans la tumeur blanche de la hanche. Mais si l'on veut avoir une certitude pour ainsi dire complète sur la nature de l'affection, il paraît indispensable de recourir à l'*anesthésie par le chloroforme*. On peut alors, chez les hystériques, imprimer à la jointure tous les mouvements physiologiques sans percevoir de craquements dans l'articulation. Toutefois, à cet égard, nous devons dire que M. Barwell raconte avoir constaté, dans certains cas de coxalgie hystérique, une crépitation parcheminée. On voit donc que le diagnostic est loin d'être toujours facile, ce qui explique les erreurs qui ont été commises. (Voy. p. 20 et 21.)

A part l'élément douleur, qui est ici plus accusé que dans les cas de contracture hémiparaplégique, la hanche présente le même aspect, et la marche la même difficulté, que dans la contracture de tout le membre inférieur. Ce qui plaide encore en faveur de la réalité de la coxalgie hystérique, c'est que, de même que les autres contractures d'origine identique, elle peut guérir sous l'influence d'une vive excitation morale. C'est en particulier ce que l'on remarqua

[1] *Affections hystériques des articulations*, in *Union médicale*, 1859.

chez une religieuse traitée longtemps et infructueusement par les cautérisations. (Crolas, *loc. cit.*, p. 26 et 27.)

B. FORME PARAPLÉGIQUE.

Les détails dans lesquels nous sommes entrés, à propos de la forme hémiparaplégique, vont nous permettre d'être bref sur la *forme paraplégique*. Son mode de début est le même, c'est-à-dire qu'elle survient soit à la suite d'une attaque hystérique violente, soit à la suite d'une paralysie. Le plus souvent, on observe d'abord une contracture hémiparaplégique, et ce n'est qu'après qu'un des membres est contracturé depuis un certain temps que l'on voit l'autre membre devenir contracturé à son tour.

Sur huit cas de contracture paraplégique, la contracture a frappé d'emblée les deux membres quatre fois, et, dans les quatre autres, elle les a envahis successivement. La contracture se produisit suivant ce dernier mode chez V... (Obs. XIV) et chez Lef..., malade dont nous allons maintenant rapporter l'histoire :

Observation X. — *Convulsions à six mois. — Accidents nerveux divers à l'époque de la puberté. — Attaques hystériques. — Traumatisme; aménorrhée complète durant cinq années, aphonie, vomissements. — Eczéma. — Réapparition des règles : guérison de l'aphonie. — Faiblesse des jambes. — Violente attaque : contracture du membre inférieur droit. — Érysipèles. — Contracture du membre inférieur gauche après une attaque. — État actuel* (1872). — *Tremblement de la mâchoire. — Faiblesse de la vue à droite. — Hémianesthésie droite. — Tremblement des membres supérieurs, par intervalles. — Douleurs lancinantes. — Contracture permanente des deux membres inférieurs.* (Observation recueillie par Bourneville et Voulet.)

Lef... Louise, âgée de 56 ans, est entrée à la Salpêtrière le 20 mai 1854, et a été conduite presque aussitôt dans le service de M. Charcot.

Antécédents. — Née à terme. Élevée au sein jusqu'à six mois par sa mère, qui cessa l'allaitement à la suite d'une vive émotion morale. A cette époque, notre malade aurait eu des convulsions, ainsi que sa sœur jumelle. Elle aurait été « nouée » jusqu'à l'âge de 4 ans, époque à laquelle la marche devint possible. Faiblesse dans les jambes jusqu'à 12 ans. En dehors des convulsions qui persistaient toujours, elle n'aurait fait jusqu'à cette date aucune maladie grave.

Elle est venue à Paris à l'âge de 12 ans. Les règles, apparues facilement à 13 ans, ont été très-régulières jusqu'à 17. Elle travaillait à la lingerie. Elle avait fréquemment des accidents nerveux ainsi caractérisés : frissonnement, douleurs de tête, étourdissements, constriction à la partie supérieure de la poitrine et au cou, perte de connaissance, convulsions. A la suite de ces attaques, qui duraient de trois quarts d'heure à une heure, la malade dit qu'elle urinait beaucoup, et qu'elle était 48 heures sans se remettre. Il n'y avait ni cri initial, ni écume, ni évacuations involontaires, ni blessures. A 14 ans, chute dans un escalier, de la hauteur de quatre étages. Elle garde le lit durant six semaines. A partir de là, elle aurait « toujours végété. » Elle avait 16 ans, quand sa mère mourut rapidement du choléra (1832). L... éprouva alors une vive douleur. Ses règles, apparues la veille, se suspendirent et ne revinrent que cinq ans plus tard. Pendant tout le temps que dura l'aménorrhée, la voix a été complétement perdue ; les attaques continuaient comme par le passé. Quelque temps après, elle alla à l'hôpital Saint-Louis, pour se faire traiter d'un eczéma.

Vers l'âge de 24 ans, elle est entrée à l'hôpital Necker, dans le service de Trousseau ; elle y resta un an et subit de nombreux traitements, mais sans succès. En sortant de l'hôpital, elle retourna dans son pays ; là, les règles se montrèrent de nouveau, et elle recouvra la voix (26 à 27 ans). — Revenue à Paris, elle reprit ses fonctions de lingère et de surveillante des enfants à la maison de la Légion d'honneur, rue Barbette. Elle avait toujours ses attaques nerveuses ; on la conserva néanmoins tant que, les sentant venir, elle pouvait se retirer dans sa chambre. Ayant été prise d'attaques en public, elle abandonna (1848) l'établissement pour aller demeurer chez sa sœur, avec laquelle elle habita deux ans. Elle la quitta pour entrer à la Salpêtrière (1851). A cette époque, Lef... avait : 1° des attaques ; 2° une *faiblesse des membres inférieurs*, qui lui permettait cependant de marcher sans béquilles. Peu après son admission, elle fut prise, dans son dortoir, d'*une violente attaque nerveuse*, qui aurait été suivie d'une *contracture du membre inférieur droit*. Conduite à l'infirmerie, elle y séjourna onze mois. A trois reprises différentes, durant ses accès, elle se serait *luxé l'épaule droite*, sans chute : elle se prenait le bras dans les barreaux de son lit. Elle avait alors des vomissements fréquents. — En 1852, *érysipèle* de la face. Elle sort de la Salpêtrière, pour aller en congé, au mois de décembre. L'année suivante, *deuxième érysipèle ;* persistance des vomissements et des attaques.

Elle revient à la Salpêtrière, le 20 mai 1854. La *contracture du membre inférieur droit* était beaucoup plus forte qu'à son départ. Quelquefois, pourtant, il lui était possible de marcher en s'aidant d'une chaise. Lef... dit que la *jambe gauche s'est contracturée* à la suite d'une attaque en 1857 (40 ans). Un an plus tard, ménopause. Depuis lors, les attaques ont disparu et les vomissements sont devenus moins fréquents. En 1862, la marche était impossible, mais la malade pouvait se tenir assise dans un fauteuil. — Depuis 1864 elle est confinée au lit. Cette femme, âgée aujourd'hui de 56 ans, est encore très-impressionnable. Elle nous dit avoir eu pendant longtemps une douleur au niveau de la *région iliaque droite*.

Son *père* est mort d'une catarrhe pulmonaire, à l'âge de 76 ans. Il ne faisait pas d'excès et n'avait pas d'attaques de nerfs. Sa *mère* aurait été exempte d'accidents nerveux. Notre malade a eu dix frères ou sœurs. Une de ses *sœurs* aurait eu des *attaques* de nature *hystérique*.

État actuel (mars 1872). Face assez pleine; embonpoint moyen; les membres supérieurs sont peu gras. Le cou est court et présente entre ses plis des traînées eczémateuses. D'autres existent aussi sur les oreilles, quelques-unes au cuir chevelu, mais peu considérables. Il y en a une au-dessous de chaque sein, plus forte à gauche; une autre enfin au pli de l'aine gauche. L'eczéma du cuir chevelu s'est montré à l'âge de 16 ans.

On observe un *tremblement* à peu près permanent de la mâchoire inférieure qui ne paraît pas gêner la parole. Plis frontaux égaux. Même chose pour les plis des paupières. Pupilles égales. Le globe oculaire droit paraît un peu plus gros que le gauche. La malade dit avoir de ce côté des battements et une sensation comparable à celle d'une tendance à la sortie de l'œil hors de l'orbite. Les sillons naso-labiaux sont égaux. Pas de déviation de la bouche, ni de la langue. Acné sébacé des ailes du nez.

Organes des sens.— La *vue* est encore assez bonne à gauche; mais, à droite, il existe une sensation de brouillard et un peu de larmoiement. — L'*ouïe* serait moins bonne à droite qu'à gauche depuis 24 ans; elle entend des sifflements.— L'*odorat* paraît complétement perdu.— Il n'y a pas de modification du *goût* à gauche; mais il est à peu près aboli sur la moitié droite de la langue (sel, etc.).

Le sommeil est agité parce qu'elle éprouve sans cesse une sensation de brûlure occupant toute la moitié supérieure du corps. Pas de rêves. La mémoire est conservée. La malade s'exprime facilement, sans hésitation. Actuellement elle a une laryngite qui fait qu'elle parle presque à voix basse, depuis 8 jours. La région laryngée est douloureuse et la malade prétend qu'il en a toujours été ainsi depuis 1832.

Fonctions digestives, etc. — L'appétit est capricieux. Pas de vomissements depuis deux ans. Après le repas, gonflement et sensibilité de la région épigastrique. Elle a encore de temps en temps de la *tympanite,* mais beaucoup moins souvent qu'auparavant, et à un degré bien moins marqué. Renvois gazeux fréquents. Assez communément la malade a des crampes d'estomac qui, généralement, ne s'accompagnent pas de vomissements. Cependant, au mois de mai dernier, elles ont été très-fortes, et, par exception, elle a eu des vomissements. Constipation habituelle : elle est quelquefois sept jours sans aller à la selle. Lef... reste parfois une journée et une nuit sans uriner; d'autres fois elle urine beaucoup et souvent. — De temps en temps toux laryngée. Elle aurait eu des hémoptysies (?) abondantes (hôpital Necker, 1849). — Les battements du cœur sont réguliers et médiocrement forts, sans souffle. Depuis plusieurs années elle n'a pas de palpitations.

Sensibilité. — Thorax, cou. — Sur la face postérieure du thorax, du cou, la ligne médiane sépare nettement l'insensibilité du côté droit de la sensibilité du côté gauche. A droite, la piqûre d'épingle, même très-forte, ne produit aucun mouvement, aucune sensation douloureuse et ne paraît pas (?) être perçue comme contact. Sur la moitié antérieure droite du thorax, la sensibilité à la piqûre est considérablement émoussée. Il en est de même pour la moitié antérieure du cou. — *Face.* Même chose. Sitôt qu'on dépasse la ligne médiane vers la gauche, la piqûre d'épingle détermine des mouvements réflexes. Au nez, cependant, la sensibilité ne paraît intacte qu'à 3 ou 4 cent. de la ligne médiane.

Ventre. — Nombreuses cicatrices anciennes de cautères, de sangsues, sur les régions épigastrique et sus-ombilicale. *Au-dessus de l'ombilic,* anesthésie (piqûre) jusqu'à la ligne médiane. A gauche, sensibilité à partir de cette limite. *Au-dessous de l'ombilic*, l'anesthésie occupe toute la moitié droite, mais dépasse la ligne médiane de 15 millim. au détriment du côté gauche. De chaque côté de la colonne vertébrale (terminaison de la région dorsale), cicatrices de cautères. *Sur la moitié droite* des lombes, du dos, l'anesthésie (piqûre, pincement, froid, chaleur) est complète : elle s'arrête parfaitement à la ligne médiane.

Exploration électrique. — Les muscles de la face se contractent bien des deux côtés. A droite la sensibilité électrique, très-obtuse sur la partie supérieure de la face, l'est moins sur la partie inférieure. A gauche, la sensibilité électrique est conservée, mais un peu moins cependant sur la partie supérieure que sur l'inférieure.

Membres supérieurs. — La malade serre très-peu de la main droite. Toutefois elle se sert de ses mains pour manger et pour coudre. Elle soulève les deux membres, aussi bien l'un que l'autre. Tous les deux sont animés de tremblement, aussi bien pendant le repos que pendant le mouvement. Le tremblement agite tantôt la main, tantôt tout le membre (des deux côtés). Elle ne peut soulever les objets un peu lourds (même son pot de tisane). Au dynamomètre, on obtient 24 pour la main droite et 35 pour la gauche. Les mains sont maigres des deux côtés. La paume de la main est fortement creusée. A droite, les éminences sont à peu près normales. La malade allonge et fléchit les doigts à volonté. Les différentes jointures sont libres ; les mouvements de flexion des doigts s'accompagnent, à droite, de craquements des tendons des muscles extenseurs. Elle aurait éprouvé le même phénomène dans les extenseurs des orteils. Voici quelques mensurations comparatives des deux membres supérieurs : au niveau du creux axillaire, la circonférence est de 28 cent., 5 à droite, 27 à gauche ; au niveau du coude, 21 cent., 5 à droite, 22 cent., 2 à gauche ; au niveau du poignet, 14 cent., 5 à droite, 14 à gauche.

Membre supérieur droit. — La sensibilité au pincement est considérablement émoussée sur le bras et les deux tiers supérieurs de l'avant-bras. La piqûre d'épingle n'est perçue que sur la moitié inférieure du métacarpe (face dorsale), et à partir du poignet seulement (face palmaire). Lef... paraît distinguer assez bien le froid et la chaleur. Cautère en puissance à droite. Douleurs dans l'épaule qu'on doit attribuer à ce que cette articulation a été luxée à différentes reprises.

Membre supérieur gauche. — La malade perçoit nettement la *sensibilité à la chaleur, au froid*, et distingue très-bien la sensation produite par l'épingle de celle produite par le pincement. Le chatouillement ne cause pas de sensation bien marquée, mais la malade dit qu'elle n'a jamais été « bien chatouilleuse. » Cicatrice ancienne de cautère.

Membres inférieurs. — Ils sont dans l'extension, les genoux un peu portés en dedans, les *jambes déviées en dehors*, les pieds un peu renversés en dedans, et la pointe des pieds assez fortement dirigée dans le même sens. Les pieds ont la disposition du varus équin, mais à un degré moyen. L'abduction des cuisses est assez difficile, et au même degré des deux côtés. Essaye-t-on de ramener en dehors la pointe du pied, on y parvient assez facilement; mais aussitôt qu'on l'abandonne à lui-même, le pied reprend sa position primitive. La partie inférieure de la face dorsale du métatarse est un peu gonflée, sans œdème toutefois. La peau de cette région, celle des orteils et de la face plantaire, est le siége d'excoriations épidermiques assez accusées. A la mensuration, on ne trouve de différence entre les deux membres qu'au-dessus des malléoles; elle est là d'un centimètre en faveur du membre gauche. Les membres inférieurs ont les mêmes dimensions. A quatre travers de doigt au-dessus de la rotule, 36 cent., au-dessous, 23 centimètres.

Membre inférieur droit. — Il est rigide dans toutes ses jointures. Quand on cherche à fléchir la jambe sur la cuisse, la malade éprouve une douleur vive qu'elle rapporte d'abord à la hanche, puis à la région iliaque et, alors, elle se laisse aller comme si une syncope était imminente. L'extension forcée du pied n'est pas douloureuse; on perçoit alors quelques craquements dans le cou-de-pied. La motilité est tout à fait abolie dans ce membre, que la malade est obligée de déplacer avec la main. L'*exploration électrique* ne détermine ni contraction musculaire, ni sensation douloureuse. Lef.... distingue d'une façon passable la *chaleur* du *froid*. Le *chatouillement* de la plante du pied ne semble pas perçu. En tout cas, il n'occasionne aucun mouvement réflexe. Le simple contact sur la jambe n'est pas senti. Le pincement, même énergique, la piqûre d'épingle ne donnent lieu, tout au plus, qu'à une vague sensation de contact. L'insensibilité atteindrait son maximum à la plante du pied.

Membre inférieur gauche. — Il est également rigide dans toutes ses jointures. La flexion de la jambe sur la cuisse n'est pas possible, car toute tentative faite dans ce but est douloureuse. La malade peut soulever son pied à deux centimètres au-dessus du lit et porter la jambe un peu dans l'adduction et dans l'abduction. — L'exploration faradique produit quelques faibles contractions musculaires. La sensibilité électrique, très-obtuse à la jambe et à la partie interne de la cuisse, serait conservée à la face dorsale du pied et sur la moitié externe de la cuisse, mais avec un retard de cinq, puis de neuf secondes : on dirait que la sensibilité électrique s'émousse à mesure que les explorations se multiplient. La sensibilité au *froid* et à la *chaleur* est conservée sous le pied, sur la moitié externe de la jambe et de la cuisse; en revanche, elle est très-obtuse, sinon entièrement abolie, sur la moitié interne de la jambe et de la cuisse, pour laquelle il semble qu'il y ait un léger retard dans la perception (3 secondes environ). Les excitations un peu énergiques (pincements, etc.) produisent des mouvements réflexes assez multipliés, et rappelant, jusqu'à un certain point, l'épilepsie spinale.

Lef... prétend avoir de temps en temps dans la cuisse gauche et le talon droit des douleurs rapides, qu'elle compare à des coups de lancette, et, à intervalles plus éloignés, une sensation de froid depuis l'aine gauche jusqu'au genou correspondant. Si l'on en croit la malade, elle aurait, à partir de l'ombilic jusqu'au talon, dans la *journée*, une sensation de froid, et, dans la *nuit*, une sensation de chaleur pénible qui l'empêche parfois de supporter une seule couverture. Durant la période de chaleur, les membres supérieurs seraient plus roides. — Chez cette femme, on trouve encore une hyperesthésie assez prononcée de la région ovarienne, des deux côtés, mais principalement de la *droite*. La pression sur la *région ovarienne droite* produit une série d'accidents qui s'irradient à l'épigastre, au cou et à la moitié droite de la tête.

Après avoir eu pendant plusieurs années des attaques hystériques, cette femme a vu se développer chez elle tous les symptômes qui caractérisent l'hystérie invétérée; et, bien qu'elle soit âgée aujourd'hui de 56 ans, nous les retrouvons encore presque tous, mais légèrement atténués sous l'influence des années. Son histoire peut se résumer ainsi : Lefr... a successivement une *hémianesthésie* droite, une *hyperesthésie ovarienne* du même côté, des *vomissements*, puis une *faiblesse* des membres inférieurs. Elle était dans cette situation depuis quelque temps, lorsque la *contracture du membre inférieur droit* succéda à une violente attaque. Quelque temps après, survient, dans les mêmes conditions, une *contracture du membre inférieur gauche*. La ménopause arrive, et, à partir de cette époque, les vomissements et les attaques ont, pour ainsi dire, tout à fait disparu. La contracture persiste aux deux membres inférieurs, mais elle est plus prononcée à droite qu'à gauche; et cette différence, entre la contracture, existe et pour l'hyperesthésie ovarienne et pour les modifications de la sensibilité. C'est là une relation que M. Charcot a mise en lumière dans une de ses leçons récentes[1]. Chez Lefr..., un symptôme fait défaut : c'est la paralysie de la vessie; mais nous le retrouvons en même temps que tous les autres symptômes, d'une part chez V... (Obs. XIV) et chez Albourdin (Obs. XII). La première avait une incontinence d'urine, tandis que la seconde était affectée d'une rétention d'urine.

Des renseignements que nous venons de donner, des détails consignés dans nos observations, ressortent bien évidemment les caractères de la *forme paraplégique* de la contracture hystérique.

Les membres sont rigides, dans l'extension, et avec adduction plus

[1] Voy. *Mouvement médical* des 28 et 30 juin 1872. Leçon sur l'*hémianesthésie hystérique*, recueillie par M. Bourneville.

ou moins prononcée, ce qui fait que les genoux sont rapprochés l'un de l'autre. Souvent les membres offrent un certain degré d'amaigrissement, ce qu'explique sans peine le confinement au lit et le repos absolu auxquels sont condamnées ces malades. En général, la peau est très-pâle, un peu luisante et sèche. Dans des circonstances assez rares, on observe un peu d'œdème des pieds, qui paraît dû tout simplement aux troubles de la circulation.

Les *pieds* sont fortement inclinés en dedans, se touchent pour ainsi dire par leur extrémité digitale et se regardent par leur face plantaire; les talons sont élevés, et, tandis que les malléoles externes sont saillantes, les malléoles internes paraissent en quelque sorte effacées. Lorsque le *pied bot paralytique* est très-accusé, il semble, dans certains cas, que le segment antérieur du pied, après avoir participé à la déformation générale du pied, ait une tendance à se tourner en sens contraire, c'est-à-dire que la portion correspondante de la région plantaire, tout en conservant pour sa partie externe l'inclinaison en dedans, a, dans sa moitié interne, une propension à regarder en dehors. Nous avons observé cette dernière particularité, entre autres sur le membre inférieur droit de Lefr...

C. FORME HÉMIPLÉGIQUE.

En examinant avec soin toutes les observations que nous avons rassemblées, nous ne trouvons pas un seul exemple bien étudié de contracture hystérique limitée à l'un des membres supérieurs. Quelques indications disséminées dans l'histoire des malades sembleraient faire croire, cependant, qu'il existe des faits de ce genre; mais ces indications nous paraissent trop incomplètes pour nous autoriser à tracer une description spéciale de la contracture de l'un des membres supérieurs. Chez une malade, dont l'observation est consignée dans la thèse de M. Lebreton, il est dit que les membres du côté gauche du corps étaient paralysés, et que le bras gauche était à demi fléchi, légèrement contracturé, ainsi que les doigts et la main. (Obs. X, p. 139.) C'est ainsi que, dans notre Observation I (p. 21), on lit que la malade avait une contracture des mains et des avant-bras. Quant aux caractères mêmes de cette contracture, ils sont loin d'être exposés d'une façon convenable.

Ce motif nous paraît suffisant pour nous engager à passer outre et à aborder la description de la forme hémiplégique.

Dans cette forme, ainsi que l'indique son nom, la contracture affecte les membres supérieur et inférieur du même côté, et on peut dire aussi qu'elle s'y présente avec le même degré d'intensité. Sur 10 cas de contracture hémiplégique, 7 fois elle siégeait à gauche et 3 fois seulement à droite. Dans 5 cas, la contracture frappa simultanément les membres d'un même côté. Dans 2 cas, elle atteignit d'abord le membre inférieur, puis le membre supérieur. Dans les 3 autres cas, il n'a rien été dit du mode d'invasion.

Quoi qu'il en soit de la manière dont la contracture a débuté, quelque côté qu'elle occupe, elle se présente avec les caractères suivants.

Membre inférieur. — Le membre inférieur contracturé, placé dans l'extension et dans l'adduction, nous offre, dans la forme hémiplégique, tous les caractères que nous lui avons assignés, lorsque nous avons décrit la contracture hémiparaplégique; nous n'avons donc rien à ajouter à notre description précédente (voy. p. 47, etc.).

Membre supérieur. — Au membre supérieur, la contracture peut revêtir deux formes principales : dans la première, qui est de beaucoup la plus commune, c'est la *flexion* qui prédomine ; dans la seconde, qui est très-rare, les différents segments du membre sont dans l'*extension*.

Voici ce qu'on observe dans la première forme : le *bras*, dans l'adduction, est appliqué sur la partie latérale et un peu antérieure du thorax; l'*avant-bras*, d'ordinaire dans la supination, est fléchi à angle droit sur le bras, et repose par son bord cubital sur la base du thorax ; la *main* est fortement fléchie à angle droit sur l'avant-bras ; les *doigts* sont aussi énergiquement fléchis sur la paume de la main, et, le plus souvent, le pouce est dans l'adduction recouvert par les autres doigts. Nous devons dire, toutefois, que, chez une de nos malades, le poignet était étendu presque à angle droit sur l'avant-bras; quant aux doigts, ils présentaient la déformation que nous venons d'indiquer.

Au niveau des jointures et en particulier du coude et des poignets, on voit les tendons des muscles fléchisseurs se dessiner sous l'aspect de cordons fortement tendus. Le palper permet de reconnaître que les masses musculaires conservent une certaine souplesse, ce qui porterait à croire que la rigidité et le raccourcissement affectent principalement les parties ligamenteuses et aponévrotiques.

Les *articulations* de l'épaule, du coude, du poignet et des doigts sont extrêmement rigides : dans les cas avancés, et lorsqu'on veut leur imprimer quelque mouvement, on a, pour ainsi dire, la sensation d'une barre de fer. Poussé à un certain point, l'effort, d'ailleurs inutile, que l'on fait pour étendre le membre détermine des douleurs. Chez Etchev... (Obs. XI, p. 63), cette manœuvre occasionne par propagation une douleur qui aboutit au-dessous du sein gauche (région cardiaque).

Dans la seconde forme, tout le membre supérieur est dans l'extension et d'habitude allongé le long du tronc. La main est un peu fléchie sur l'avant-bras et dans la pronation forcée, de telle sorte que la paume regarde directement en dehors et un peu en haut; les doigts sont eux-mêmes fléchis légèrement vers la paume de la main. Tous ces caractères se trouvent au complet chez la malade F... Louise, qui fait le sujet de l'observation XIII (p. 77).

Cette forme présente, pour ainsi dire, une autre variété : l'un des membres, au lieu d'être dans l'extension et l'adduction, est dans l'extension et l'abduction, ou bien encore, il se porte fortement en arrière en se tordant. En pareille circonstance, on a vu se produire une luxation de l'épaule : c'est ce qui est arrivé chez Leroux.

Quoi qu'il en soit de leur attitude, les membres contracturés, comparés aux membres du côté sain, présentent ordinairement, à la longue, un certain degré d'amaigrissement. Ils sont aussi, de temps en temps, le siége de quelques phénomènes subjectifs dont le plus important consiste en un tremblement composé de petites secousses tétaniformes.

De même que la contracture hémiparaplégique et paraplégique, la contracture hémiplégique est unie à d'autres symptômes permanents de l'hystérie. Nous avons déjà cité la paralysie du mouvement, l'hémianesthésie avec tous ses caractères (troubles des sens, etc.).

Tous les symptômes que nous venons d'attribuer à la forme hémiplégique de la contracture hystérique se retrouvent dans les observations XI, XIII, XIV, qui nous ont plus particulièrement servi d'objectif.

D. FORME GÉNÉRALE; FORME DIPLÉGIQUE.

Après les développements que nous avons donnés à la description des trois premières formes de la contracture hystérique, il serait superflu d'insister longuement sur la forme générale, c'est-à-dire sur celle dans laquelle les quatre membres sont contracturés.

La contracture qui, en général, n'offre pas d'exacerbations, coexiste avec une paralysie non-seulement du mouvement, mais encore de la sensibilité.

Maintes fois, dans les observations que nous avons recueillies ou reproduites, ou dans les observations que nous avons lues dans les auteurs, nous avons vu mentionner, comme survenant à la suite d'attaques hystériques, une contracture générale. Nous avons vu aussi que Cotte, durant ses attaques sérielles, était prise d'une contracture qui occupait non-seulement les quatre membres, mais encore les muscles du cou et de la face. Ce n'est pas de cette contracture, qui s'efface au bout de quelques heures ou de quelques jours, qu'il s'agit ici. La forme générale de la *contracture hystérique permanente* affecte d'habitude un tout autre mode de début : la contracture envahit les membres en quelque sorte l'un après l'autre ; c'est ainsi que, chez F.. Louise, après avoir frappé les membres du côté gauche, la contracture atteignit ceux du côté droit. Toutefois, il est juste de dire que c'est souvent, à la suite d'une contracture générale passagère, que survient une contracture permanente d'un ou de deux membres : c'est ce qui paraît avoir eu lieu, entre autres, chez V... (Obs. XIV, p. 91), au moins autant qu'il est permis d'en juger par les renseignements qu'elle nous a fournis.

Nous retrouvons encore l'envahissement progressif de la contracture permanente, chez une malade nommée Etchevery, qui paraît être destinée à réunir chez elle tous les accidents les plus graves de l'hystérie invétérée. Les détails contenus dans cette observation viennent encore appuyer le tableau que nous avons fait des différentes formes de la contracture hystérique.

Observation XI. — *Antécédents hystériques bien marqués. — Hémiplégie gauche survenue brusquement, sans cause appréciable. Perte de connaissance au début. — Paralysie complète de la sensibilité et du mouvement du côté affecté. — Troubles de la vue (hémiopie interne, achromatopsie), de l'ouïe, de l'odorat, du goût ; abolition du toucher et du sens musculaire à gauche. — Toux fréquente, hémoptysies, hématémeses, pertes utérines, alternant avec l'aménorrhée. — Paralysie complète de la vessie. — Douleur hypogastrique très-intense. — Plusieurs attaques dont une avec perte de connaissance, étendant la paralysie au côté droit, où la sensibilité et la motilité reviennent peu à peu. — Contracture dans l'extension du membre inférieur gauche. — Éruption consécutive à la faradisation. — Contracture du membre supérieur gauche dans la demi-flexion ; trémulation produite par les efforts d'extension (épilepsie spinale). — Contracture de la face à gauche. — Série d'attaques suivie d'une hémiplégie droite. — Rétention d'urine. — Contracture du membre supérieur droit. — Contracture des membres inférieur et supérieur droits (forme générale, contracture hémiplégique double). — Ischurie. — Influence du chloroforme. — Retour à l'état normal du membre supérieur droit, puis successivement des deux membres inférieurs. — Localisation de la contracture au membre supérieur gauche (hémiparaplégie supérieure). — Retour de la contracture au membre inférieur gauche (forme hémiplégique). — Trismus. — Influence de la compression ovarienne sur les convulsions.* (Obs. rédigée d'après les notes communiquées par M. CHARCOT.)

Etchev.., Justine, infirmière, âgée de 41 ans, née dans le département des Basses-Pyrénées, est admise à la Salpêtrière, le 16 juin, dans la section des incurables (service de M. CHARCOT). Elle est de taille moyenne, brune, et paraît douée d'un tempérament nerveux et sanguin. Il y a 15 ans, elle a été atteinte d'une fièvre typhoïde qui, dit-elle, n'a laissé aucun trouble à sa suite. Il y a 4 ans, elle a eu le choléra. Mais auparavant déjà (il y a 7 ans), elle était un jour tombée sur un foyer allumé, en faisant un faux pas. La douleur lui fit perdre connaissance et elle se brûla gravement. Elle resta 7 ou 8 mois malade des suites de cette lésion, et complétement aveugle, distinguant à peine la nuit et le jour. Depuis lors elle a toujours présenté des troubles de la vision.

Il y a trois ans, elle était montée sur une échelle, quand elle ressentit une douleur vague générale, perdit connaissance et tomba sur le sol. L'insensibilité dura trois quarts d'heure environ. La semaine suivante, elle eut trois attaques analogues. C'est alors qu'elle nota, pour la première fois, des troubles de la menstruation, consistant en pertes abondantes, survenant à l'occasion des règles, et durant, quelquefois, sept ou huit jours, après la fin de la période menstruelle.

Au mois de mai 1869 d'autres troubles vinrent se joindre à ceux-là : ce fut de l'anasarque accompagnée de palpitations, d'oppression et parfois de vomissements sanguins. Ces accidents durèrent deux mois. Elle était, de plus, fort constipée et avait continuellement comme un brouillard devant les yeux. Au mois d'août suivant, elle s'aperçut qu'elle ne pouvait plus uriner à son gré. Au mois d'octobre, la rétention d'urine était déjà complète. Elle eut une nouvelle attaque, à la suite de laquelle elle resta privée de la sensibilité du côté gauche. Au reste, de cette attaque, comme des précédentes, elle ne se souvient que vaguement, et la seule indication qu'elle donne à ce sujet, et qu'on lui a rapportée, est que, pendant sa perte de connaissance, elle « babillait souvent toute seule. » — C'est à la suite de ces accidents qu'elle entra à l'hôpital Necker, dans le service de M. Desormeaux, qui, bientôt après, la fit passer dans les salles de M. le professeur Lasègue. Depuis son entrée, elle avait eu plusieurs attaques semblables à celles qu'elle présente aujourd'hui. Enfin on la fait admettre à la Salpêtrière.

État actuel. — Motilité. — Paralysie complète avec flaccidité du membre supérieur gauche. Le membre inférieur du même côté est également paralysé, mais présente une flaccidité bien moins prononcée. Quand on cherche à le soulever par la cuisse, la jambe s'élève et le genou ne se ploie qu'en partie, de telle sorte qu'elle n'est pas totalement fléchie sur la cuisse, tant s'en faut, quand le talon quitte le lit.

Sensibilité. — Il y a hémianesthésie gauche cutanée absolue. La ligne de démarcation des parties sensibles et de celles qui ne le sont plus suit exactement la ligne médiane. Il existe, pourtant, une zone intermédiaire où les sensations sont de plus en plus nettes, à mesure qu'on se rapproche du côté droit. A la face, elle n'a pas plus de 2 millimètres de largeur. Plus étendue au cuir chevelu, où elle atteint une largeur de 1 à 2 centimètres de plus que partout ailleurs, elle se prolonge sur le dos et jusqu'au sacrum, où elle a encore une étendue assez notable. — L'anesthésie palmaire et plantaire est complète; l'excitation des membres ne provoque aucune action réflexe.

Muqueuses. — *Conjonctive.* — La conjonctive oculaire est sensible, bien qu'à un degré peut-être un peu plus faible qu'à l'état normal. La cornée en tous cas est très-sensible. Quand on la touche, on provoque un clignement réflexe fort énergique ; la malade dit au contraire ne rien sentir quand on excite la muqueuse palpébrale. — *Oreille.* — La peau du conduit auditif externe est insensible quand on la pique avec une épingle ; il en est de même lorsqu'on l'enfonce jusqu'au contact de la membrane du tympan. La malade néanmoins paraît avoir une perception vague, quand on introduit dans le conduit auditif un corps assez volumineux pour le distendre. — *Narines.* — On a beau titiller la muqueuse nasale, on ne provoque, à gauche, ni éternuement, ni sensation. A droite, d'ailleurs, la pituitaire paraît peu sensible. — *Bouche.* — Il en est de même pour les muqueuses qui tapissent la moitié gauche de la bouche, des gencives et même du palais, de son voile, de la luette, des piliers, du pharynx et de l'amygdale correspondante. L'introduction du doigt de ce côté ne produit pas de nausées, mais il semble répugner à la malade, qui ne se soumet qu'avec peine à cet examen. Nous n'avons pas pu examiner la sensibilité de la muqueuse anale, vulvaire, vaginale, etc.

Etat des sens. — La vue est trouble, la malade dit qu'elle voit plus distinctement quand elle ferme l'œil gauche. Nous avons déjà dit quels troubles de l'appareil visuel elle a présentés autrefois; rien aujourd'hui ne peut révéler une altération récente ou ancienne des milieux. Les deux pupilles sont très-contractiles, mais si on engage la malade à fixer un objet, on ne peut obtenir qu'elle dirige vers lui le rayon visuel ; elle semble regarder un autre point. Elle répond parfois assez au hasard, cette circonstance rend l'examen plus difficile. Fermant l'œil droit, elle dit voir deux ou trois plumes superposées, quand on lui présente une plume horizontalement située, tandis que, si on place cet objet dans le sens vertical, elle dit le voir simple. La malade affirme aussi voir double l'infirmière qui est à deux mètres à droite du lit. La main étant présentée étendue, les doigts verticalement situés en face du visage, elle dit ne voir que deux doigts. Invitée à les désigner, elle montre ceux qui sont le plus vers la droite. La malade, du reste, voit à l'ordinaire un brouillard, des mouches volantes, des chandelles : elle n'a aucun strabisme.

M. Galézowski a observé la malade en détail et a eu la bonté de nous communiquer cette note, dans laquelle il rend compte des résultats de son examen.

« La malade présente une hémiopie interne de l'œil gauche, avec une diminution de l'acuité visuelle dans tout le champ visuel. Elle ne distingue, en outre, aucune couleur de l'œil gauche, tandis que, de l'œil droit, elle perçoit toutes les nuances des couleurs. Pour le gauche, il n'y a que le blanc, le noir et le gris qui existent ; toute autre couleur apparaît soit blanche, soit grise ou noire, suivant qu'elle est plus ou moins foncée. A l'examen ophthalmoscopique, fait en présence de M. Charcot, nous n'avons rien trouvé, ni dans la papille, ni dans la rétine. La papille est tout aussi rouge et normale du côté malade que de l'autre. Le fait d'hémiopie latérale et de l'insensibilité pour les couleurs, je l'ai déjà observé dans les attaques hystériques, avec une insensibilité complète de toute une moitié du corps. »

Odorat. — La perte de l'odorat paraît complète à gauche. On engage la malade à flairer de l'ammoniaque, après lui avoir fermé la narine droite. Au premier moment, elle paraît légèrement surprise, puis elle reste sans rien manifester sur son visage, mais sans paraître non plus aspirer bien vivement le gaz qui s'échappe du flacon. Elle affirme n'avoir absolument rien senti. On peut dire, il est vrai, que nous avons plutôt agi sur la sensibilité générale, que sur la sensibilité spéciale par ce moyen.

Goût. — Ce sens paraît aboli dans toute la moitié gauche de la langue, à la base aussi bien qu'à la pointe, à la face dorsale comme à la face inférieure et sur les bords. L'examen de ces diverses parties a été fait avec du sulfate de quinine et avec du vinaigre ; il démontre que la salivation paraît bien plus considérable quand on excite le côté gauche de la langue. L'*ouïe* est obtuse à gauche.

Troubles divers. — La malade est du reste dans un état nerveux dont les principales manifestations sont la boule hystérique, sensation qui, chez elle, revient fréquemment, une grande fatigue, de la tristesse, etc. Elle se plaint d'une céphalalgie continuelle qui occupe le côté droit de la tête, et principalement la tempe.

Appareil digestif. — Peu d'appétit. La malade est sujette, bien que rarement, à des vomissements ; elle n'a, du reste, plus eu d'hématémèse après celles qui signalèrent le début de la maladie. La déglutition est à peine gênée ; souvent elle provoque la toux : les liquides surtout sont avalés avec peine. La malade dit ne s'être jamais mordu la langue ou la joue ; elle dit n'avoir jamais saigné de la bouche dans l'acte de la mastication.

Elle est sujette à des ballonnements du ventre, à une constipation opiniâtre qui nécessite l'emploi de lavements et même de purgatifs.

Fonction urinaire. — La vessie est paralysée depuis plus d'un an. Il n'existe plus de besoin, la malade est obligée de se sonder quand elle suppose que sa vessie est pleine. Le cathétérisme est fort douloureux, surtout quand les urines sont rares et chargées, ce qui est fréquent. Celles-ci sont rouges et troubles par moments ; d'autres fois, blanchâtres et comme savonneuses. L'acide nitrique y précipite des sels que la chaleur redissout. Il n'y a pas d'albumine. Ajoutons qu'au début de la maladie, la patiente a eu quelques hématuries.

Appareil respiratoire. — Etchev... ne tousse pas ; elle est de temps à autre sujette à des accès d'oppression, d'origine nerveuse probablement. Comme elle a eu quelques hémoptysies autrefois, on pratique en avant l'examen physique, qui ne démontre nullement la présence de tubercules ; en arrière cet examen n'a pas été fait.

Appareil circulatoire. — Quoique des palpitations inquiètent la malade, le pouls est calme, régulier et ne présente rien d'anormal. L'auscultation du cœur révèle des bruits normaux, sans souffle, mais peut-être un peu éclatants.

Fonctions utérines. — Les règles sont fort irrégulières : depuis qu'elle est entrée à Necker, le flux menstruel a disparu, et n'a fait sa première apparition, depuis lors, que la semaine dernière ; encore n'a-t-elle été qu'éphémère. En revanche, hors l'époque des règles, elle a eu à l'hôpital Necker plusieurs hémorrhagies abondantes.

A l'hypogastre, existe une douleur vive : les *ovaires*, le droit surtout, sont le siége d'une tuméfaction manifeste. On sent comme une corde que les ligaments larges forment au bas-ventre. Jamais la malade n'a eu de pertes blanches.

Sensibilité et contractilité faradiques. — Il nous reste, pour terminer ce long examen, à éprouver l'action des courants induits violents sur la motilité et la sensibilité. Cet examen révèle aussitôt ce fait, que les muscles réagissent tous sous l'influence des courants interrompus. La malade paraît insensible à cette exploration, mais quand nous voulons employer le même moyen pour constater l'état des muscles abdominaux, elle s'y refuse obstinément, soit par peur (son ventre étant en réalité fort douloureux), soit parce que cette exploration ne lui est pas aussi indifférente qu'elle voudrait le faire croire.

20 *juin.* — *Description d'une attaque.* — La malade est dans le décubitus dorsal, les yeux sont ouverts et fixes, les pupilles sont moyennement dilatées. Lorsqu'on l'interroge, elle ne répond pas ; elle est insensible du côté droit, aussi bien que du gauche. Quand on pince le bras droit, la malade ne fait aucun mouvement volontaire ou réflexe qui indique la douleur. Le bras droit, du reste, est flasque ; quand on le soulève, il retombe ; mais, de temps à autre, il est animé de quelques mouvements ; la face est aussi le siége de convulsions, comme celles que l'on observe au bras ; les dernières sont peu fréquentes, saccadées et brusques.

Les yeux sont fixes, sans aucune déviation ; les pupilles se contractent un peu sous l'influence de la lumière, mais restent pourtant moins resserrées qu'à l'état normal.

La respiration est faible et si peu marquée, qu'on ne peut compter le nombre des inspirations. Les mouvements sont en outre fort irréguliers. La malade a moussé peu après le début de son attaque. Le coma est actuellement profond, quoiqu'il n'y ait pas de râle laryngo-trachéal. De temps en temps, la malade fait une respiration bruyante, profonde, mais sans râles. P. à 96, assez fort; T. A. 38°.

21 *juin*. — La malade est encore un peu sous le coup de son attaque ; son intelligence est encore un peu obscure ; elle se plaint de la région de l'aine droite. Enfin, jusqu'au 17 juillet, la malade a eu plusieurs vertiges ou attaques incomplètes, n'allant pas jusqu'à la perte de connaissance, et dont la dernière a eu lieu la veille du jour où nous l'avons examinée.

7 *août* 1869. — La malade n'a eu qu'une attaque depuis que nous l'avons vue pour la première fois. Nous la trouvons dans l'état suivant : la douleur abdominale s'est exaspérée au point de devenir insupportable ; le ventre est tendu, ballonné. La malade se dit très-faible, plus nerveuse encore que de coutume. En effet, sous l'influence de l'émotion que lui cause notre examen, son visage passe en quelques instants de la pâleur livide à la plus vive rougeur ; la moindre pression a le même effet sur les téguments.

La sensibilité est toujours absolument nulle à gauche ; mais, à droite, on peut noter une diminution de cette propriété, qui porte surtout sur le membre inférieur, devenu tout à fait analgésique, ce qui n'existait pas, lors de notre premier examen. La conséquence en est que la ligne de démarcation entre les points sensibles et ceux qui ne le sont pas est bien moins nette qu'alors, et qu'elle nous semble déviée à droite. Tout le côté est le siége de fourmillements et d'une sensation de froid persistante. Les muqueuses sont devenues tout à fait insensibles ; cornée, conjonctive, isthme du gosier ne donnent plus ni sensations ni actions réflexes.

La *motilité* elle-même est sérieusement compromise dans le côté droit : la main ne serre plus avec énergie. La jambe est roide, dit la malade, et le pied ne peut plus se mettre dans l'extension. A gauche, exactement même flaccidité du membre supérieur, même rigidité du membre inférieur qu'auparavant. — La vessie est toujours absolument paralysée, et l'urèthre très-douloureux. La constipation a fait encore des progrès. En même temps, l'appareil digestif présente comme principaux troubles une dysphagie avec menace de suffocation, pendant l'ingestion des aliments, et quelques vomissements.

L'appareil respiratoire est dans le même état. Toux presque continuelle, rien à l'auscultation. Plus d'hémoptysies. La circulation, indépendamment des congestions passagères succédant à une ischémie habituelle des téguments, paraît troublée dans certains points. C'est ainsi que nous avons trouvé une différence dans la température de la paume des mains : 34°,8 à g. 35°,2 à d.

Les fonctions utérines sont toujours en fort mauvais état. Les règles sont venues la semaine dernière, et ont été suivies d'une hémorrhagie inquiétante, qui a eu une durée d'un septénaire entier.

La céphalalgie est continuelle, mais l'examen de la vue surtout a mérité notre attention. M. Galézowski a bien voulu se rendre avec nous dans le service et a pu y déterminer les faits suivants que nous avons ensuite été à même de constater nous-même.

Vue. — 1° *Examen des couleurs* — a. *œil gauche*. — Il distingue à peine, et, dans certaines positions seulement, en noir, la couleur rouge carmin et le bleu de Prusse (de l'échelle n° 10 de M. Galézowski). Toutes les autres nuances paraissent en blanc.

b. *Œil droit.* — Il distingue le bleu ; l'oranger lui paraît un peu rougeâtre, le rouge carmin (de l'échelle n° 10) est vu en noir. Toutes les autres couleurs paraissent blanches. Le jaune vague (de l'échelle n° 15) paraît gris et toutes les autres teintes, noires.

2° *Champ visuel :* a. *Hémiopie* droite de l'œil gauche par une ligne médiane parfaitement verticale ; b. le *champ visuel* de l'œil droit est limité, sur le côté externe, à une distance de 30 centimètres de la première ligne, et sa ligne de démarcation est aussi une ligne droite verticale.

3° Examen ophthalmoscopique : *a.* œil gauche. La *papille gauche* est plus rouge que la droite ; de là un peu moins de netteté de son contour. Cette rougeur est due à la réplétion des capillaires ; les gros vaisseaux sont parfaitement normaux. Cette altération ainsi que les troubles fonctionnels de la vue, s'est certainement produite depuis le dernier examen. — *b.* La *papille droite* et le fond de l'œil de ce côté, au contraire, sont identiquement dans le même état que lors de la première inspection. En résumé, troubles fonctionnels du côté droit survenus à la suite de désordres existant du côté gauche et suivant la même marche que ceux-ci, dans leur invasion. Quant à ce que nous avons cru être de la polyopie, à notre premier examen, le trouble observé, coïncidant, du reste, avec une diminution énorme de l'acuité de la vision, consiste en ce qu'un objet placé à peu de distance devant l'œil gauche paraît multiple ; les images ainsi vues sont troubles, confuses, et ne disparaissent pas lorsqu'on met un verre biconcave devant l'œil. Au contraire, l'objet éloigné paraît unique, mais tellement confus qu'il est presque impossible de déterminer sa forme.

1er *septembre.* — La malade a eu une nouvelle attaque, avec perte complète de connaissance pendant plusieurs heures. Elle s'est accompagnée de vomissements et de convulsions identiques aux premières. Le côté droit prit part à ces accidents d'une manière toute particulière et resta inerte pendant plusieurs semaines. Dix ou douze petites attaques se sont présentées, depuis cette époque, jusqu'au 12 janvier 1870, époque à laquelle nous faisons un nouvel examen de la malade. Ces attaques n'ont en rien modifié les désordres que l'on a constatés et n'ont aucune relation avec la menstruation, qui reparaît d'une façon assez régulière, quoique à trois reprises en deux mois. La durée de l'époque varie entre quatre et six jours. Elle n'a pas eu d'hémorrhagie depuis longtemps.

12 *janvier* 1870. *Motilité.* — La malade ne s'est pas levée depuis sa crise du 1er septembre, à l'occasion de laquelle la paralysie du mouvement s'étendit aux membres du côté droit. Aujourd'hui néanmoins la contractilité volontaire a reparu de ce côté et, bien que la malade accuse encore quelque faiblesse, ses membres ont repris, au moins en partie, leurs fonctions. Le bras gauche est complètement inerte : soulevé, il retombe comme une masse ; aucun mouvement, aucune contraction ne se manifeste de ce côté. Le membre inférieur du même côté est complètement immobile,

mais offre un exemple frappant de *contracture dans l'extension*. Cette contracture persiste depuis le 1er septembre, et n'a subi aucune modification.

Lorsqu'on applique la main sur la plante du pied préalablement fléchi et qu'on soulève le membre inférieur, en exerçant une certaine pression sur le pied, on voit au bout d'un instant tout le membre entrer en convulsions et s'agiter avec violence. Si on l'abandonne alors, il retombe lourdement sur le lit ; quelques légères contractions se manifestent encore, tout en diminuant, jusqu'à ce que le phénomène ne se manifeste plus que par quelques contractions fibrillaires qui disparaissent bientôt. — La sensibilité, toujours complétement abolie, du côté gauche, paraît légèrement diminuée à droite de ce côté ; le pincement, la piqûre, la pression, le chatouillement sont perçus par la malade, quoique imparfaitement, tandis qu'à gauche, aucune sensation ne vient avertir la malade qu'on la touche ou qu'on la pique. Aucun mouvement réflexe ne se manifeste de ce côté. Nous vérifions la ligne de démarcation de la sensibilité et nous la trouvons un peu élargie. Rien d'étonnant, du reste, dans ce phénomène, puisque nous notons une légère diminution dans l'intensité des impressions à droite.

Les sens sont dans le même état que lors des examens précédents. La vue n'est pas meilleure. La malade voit toujours, de l'œil gauche, les objets d'une ou de plusieurs zones diffus, lesquels lui paraissent doubles ou triples. L'audition se fait toujours imparfaitement du côté malade, etc. — Les digestions se font bien ; aussi l'état général de la malade est-il meilleur. La dysphagie, considérable il y a quelques mois, est aujourd'hui beaucoup moins intense. — La malade ne tousse pas, n'a pas eu d'hémoptysie nouvelle, ni de suffocations. — La vessie est toujours complétement paralysée ; la malade est continuellement obligée de se sonder ; les douleurs, toujours vives, qu'elle éprouve dans le bas-ventre et peut-être aussi la cystite, causée ou entretenue par le passage des sondes, lui en imposant et lui faisant croire à la plénitude de sa vessie.

7 *mars* 1870. — Le membre supérieur gauche est dans un état de flaccidité complète ; les doigts sont légèrement fléchis. Les muscles se contractent aussi bien que ceux du côté droit : mais la faradisation ne produit aucune sensation.

Le membre inférieur gauche est dans la rigidité la plus absolue. La contractilité électrique est conservée ; par contre, la sensibilité électrique paraît éteinte, excepté dans une région qui semble correspondre à la partie supérieure du tibia. Sous l'influence de la faradisation, il se produit au voisinage de la région où la sensibilité électrique est le plus vive une éruption semblable à celle de l'urticaire. — Rachialgie augmentée par la pression sur les apophyses épineuses. La sensibilité électrique, nulle sur la moitié gauche du corps, est parfaitement conservée à droite.

21 *mars*. — La malade a eu hier une attaque très-intense. Depuis lors, le membre supérieur gauche qui, jusque-là, était flasque, est devenu contracturé, et la contracture a augmenté au membre inférieur correspondant.

16 *mai.* — Le membre supérieur gauche est fortement contracturé; l'avant-bras est fléchi sur le bras, le poignet sur l'avant-bras et les doigts sur la paume de la main. Les tentatives pour l'étendre produisent une trémulation convulsive. — Le membre inférieur est très-rigide et dans l'extension; pied bot varus équin très-accusé. On y observe les mêmes phénomènes de tremblement qu'au bras, lorsqu'on veut fléchir le membre.

13 *juillet.* — Le matin, vers neuf heures, Etchev... s'est mise à chanter, et, quelque temps après, on a remarqué des convulsions dans les muscles de la face, avec traction de la bouche vers la gauche. Ces accès s'accompagnent de rougeurs de la face, d'un léger accroissement de la contracture du membre gauche, sans convulsions proprement dites, sont précédés par un cri et se terminent par de l'écume à la bouche. T. R. 38°. Cette série d'accès a duré jusqu'à quatre heures du soir. Le lendemain, la malade était revenue à sa condition habituelle. (Thèse Hélot, 1870.)

1871. 10 *mars.* — La malade est reprise de nouvelles attaques épileptiformes, semblables à celles que nous venons de décrire. Depuis plusieurs jours, elle se plaignait de fourmillements et de douleurs dans le *membre supérieur droit.* Pendant cette série d'accès, qui a duré trois jours, on a noté une paralysie absolue avec flaccidité du bras et de la jambe droits. De temps en temps, la cuisse droite est le siége de spasmes spontanés. — On est obligé de sonder la malade.

17 *avril.* — Contracture des membres du côté gauche; paralysie avec flaccidité des membres du côté droit. Depuis plusieurs jours, on n'obtient, par le cathétérisme, qu'une très-faible quantité d'urine (à peine 30 grammes en vingt-quatre heures).

19 *avril.* — Après avoir été le siége de quelques douleurs, le membre supérieur droit est devenu rigide : le bras est allongé le long du thorax ; l'avant-bras, légèrement fléchi, le poignet et les doigts dans la flexion. La flexion des doigts augmente progressivement et devient complète le 23 avril. Les membres inférieurs sont contracturés et dans l'extension. — Urines rares.

25 *avril.* — Attaque qui ne modifie en rien l'état des membres. C'est à partir de cette date que surviennent les accidents d'ischurie....

28 *août.* — Persistance de la rigidité des membres supérieur et inférieur, qui reste telle pendant le sommeil le plus profond. Hyperesthésie ovarienne très-vive à gauche, modérée à droite. Les accidents d'ischurie continuent....

10 *octobre.* — Chloroformisation sous l'influence de laquelle on remarque une résolution complète du membre supérieur droit et incomplète du membre supérieur gauche. Les deux membres supérieurs ne sont pas complétement dans la résolution.

12 *octobre.* — Ce matin, Etchev... peut mouvoir, quoique faiblement, son bras droit. Elle peut aussi écarter légèrement le membre inférieur correspondant de la ligne médiane.

13 *octobre.* — La nuit dernière, durant le sommeil, on a trouvé les deux membres roides, le droit moins que le gauche. Le mouvement revient peu à peu au membre supérieur droit.

16 *octobre.* — La malade commence à uriner..... Elle meut tant bien que mal le membre supérieur droit. — 17 *octobre.* — Elle a été purgée hier. Elle a eu deux selles abondantes et a encore un peu vomi.

19 *octobre.* — Etchev... est très-somnolente depuis deux jours. La parole est embarrassée, inintelligible. Rien de nouveau, quant à la paralysie et aux urines. — 20 *octobre.* — Physionomie hébétée. Plusieurs épistaxis; incontinence d'urine, pas de vomissements. P. 112; T. R., près de 39°. La malade se réveille quand on l'interpelle vivement, mais elle se rendort aussitôt. — Hyperesthésie ovarienne gauche.

21 *octobre.* — On recueille les urines heure par heure. — 22 *octobre.* — La malade s'est réveillée et a parlé un peu. Le membre supérieur droit est toujours animé durant les mouvements de trémulation choréiforme. Apparition des règles. — 25 *octobre.* Les règles continuent. La somnolence a disparu, ainsi que les vomissements.

4 *novembre.* — Le membre supérieur gauche commence à se contracturer de nouveau depuis deux ou trois jours; mais la contracture est intermittente. De plus, le membre est atteint de tremblement.

20 *novembre.* — Etchev... se plaint depuis plusieurs jours de souffrir dans le membre supérieur droit, qui est décidément contracturé d'une manière permanente. Ces douleurs occupent les articulations du poignet, du coude et de l'épaule, et ne s'accompagnent pas du tout du moindre gonflement.— Douleur à la nuque, entre les deux oreilles. Elle a eu, hier soir, à huit heures, une grande attaque qui a duré environ un quart d'heure et a été suivie de ronflement et d'écume. La perte de connaissance aurait été complète. Ce matin, la malade conserve de l'hébétude et de l'embarras de la parole, phénomènes habituels à la suite de ses accès. Incontinence d'urine : cependant, par le cathétérisme, qui n'est pas douloureux, on retire une certaine quantité d'urine.

8 *décembre.* — Augmentation des douleurs de la région ovarienne gauche. Le ventre se ballonne de nouveau. Nausées. La malade n'a pas uriné depuis minuit, et, par la sonde, on extrait un peu d'urine. — Le soir, attaque convulsive qui a commencé par une grande agitation (E... s'est jetée à bas de son lit), et qui s'est accompagnée de convulsions et même de mouvements du bassin. A la fin de l'attaque, écume et ronflement, puis sommeil stertoreux.

9 *décembre.* — Depuis l'attaque d'hier, la malade se sert de la main droite et mange. Le membre inférieur droit est libre. Le membre inférieur gauche qui, jusqu'ici, était resté contracturé, est devenu en grande partie flasque, tout en demeurant paralysé. Il ne reste donc plus qu'une contracture du membre supérieur gauche.

14 *décembre.* — Le membre supérieur gauche est le siége de douleurs qui vont de l'épaule au coude. La malade remue son bras droit; toutefois, dans les mouvements, on note une sorte d'agitation choréiforme qu'on remarque aussi dans la jambe droite. Le membre inférieur gauche est flasque et ne peut être soulevé. — Hémianesthésie gauche. Etchev... n'a pas uriné depuis hier; il s'écoule par la sonde environ 500 grammes d'urine.

1872. — Depuis le mois de décembre, à la suite d'une attaque, le membre supérieur droit est revenu à peu près à sa condition naturelle; il ne présente plus qu'un peu de tremblement. Le membre inférieur droit est libre. La contracture persiste au membre supérieur et inférieur gauches. Exaspération de la douleur ovarienne à gauche. La malade est obligée de se sonder depuis quelques jours. Les urines deviennent de moins en moins abondantes.....

19 *février*. — Attaque de dix heures du soir à minuit. Ce matin, on note : rigidité de la jambe droite, rigidité du poignet droit; ballonnement du ventre, hyperesthésie ovarienne gauche très-intense; hémianesthésie gauche absolue; léger embarras de la parole; rigidité des mâchoires qui empêche la malade d'allonger la langue.

2 *mars*. — Les membres du côté droit sont libres. Analgésie de la moitié droite du corps avec conservation de la sensibilité tactile. — 5 *mars*. — Les mouvements exécutés avec le bras droit s'accompagnent d'un tremblement qui disparaît par le repos.

14 *mars*. — Face rouge, embarras de la parole, impossibilité de porter la langue à droite ou à gauche, ou de l'allonger; impossibilité d'ouvrir la bouche de plus de 2 centimètres environ. La mastication ne peut plus s'effectuer. — Ischurie.....

19 *mars*. — Attaque convulsive intense qui débute subitement, sans cri initial, et pendant laquelle on remarque que, seuls, les membres du côté droit exécutent des mouvements violents. La pression sur les ovaires paraît atténuer les convulsions, et la malade cherche à éloigner la main qui la presse. P. 120; T. R. 38°,7. A la suite de cette attaque, les membre du côté droit demeurent libres.

9 *avril*. — Depuis hier, agitation extrême; engourdissement et tremblement dans le membre supérieur droit. En outre, bourdonnement dans l'oreille *droite*. — 11 *avril*. Embarras de la parole Les mouvements de la langue sont très-gênés et tremblants.....

15 *mai*. — Une attaque laisse après elle du trismus et une aphonie complète. Les muscles de la langue et du voile du palais sont assez libres, car la déglutition s'exécute sans trop de difficulté. — A partir de la mi-juin, le trismus a diminué.

1er *juillet*. — La malade parvient à écarter les mâchoires l'une de l'autre d'environ 3 centimètres, mais il ne lui est possible de parler qu'à voix basse, et, au bout de peu de temps, elle éprouve une sensation de fatigue, de gêne d'abord à la région sternale, puis à la région laryngée où la pression est un peu douloureuse. Etch... déclare tout spontanément qu'elle sent au niveau du larynx quelque chose de roide (contracture des muscles). — A la main, le genou et la cuisse *gauches* paraissent plus froids que les parties correspondantes du côté droit. Les mollets sont également chauds et les pieds également frais et moites. Pas de différence bien appréciable entre les membres supérieurs. La température prise au-dessus du genou, à la face interne de la cuisse, avec le même instrument laissé à demeure pendant le même temps (20 minutes), est la même des deux côtés 35°,6.

Lorsqu'on essaie d'allonger les doigts de la main gauche, la malade assure avoir dans l'avant-bras et dans le bras une sensation qu'elle compare à une gouttelette d'eau qui remonterait au milieu du membre, puis une douleur à la région précordiale et des battements de cœur. En effet, le *pouls* qui, à l'état de repos, était à 84, s'est élevé à 112 après la tentative d'extension. Elle aurait en outre une sensation de saisissement, d'oppression et enfin de sécheresse de la bouche. — La *sensibilité électrique*, diminuée à gauche, est conservée à droite. La *contractilité électrique* est intacte (courants induits). (Voy. NOTE E.)

Ainsi c'est sur un terrain bien préparé, qu'on voit survenir une contracture du membre inférieur gauche (forme hémiparaplégique).

Plus tard, le membre supérieur gauche est pris à son tour, et nous avons la forme hémiplégique. A une autre époque, la contracture disparaît au membre inférieur et n'existe plus qu'au membre supérieur, et nous avons, mais temporairement, la forme hémiparaplégique supérieure.

Peu à peu, se reproduit la forme hémiplégique, suivie, au bout de quelque temps, d'un envahissement par la contracture des membres du côté droit. A ce moment, Etchevery nous offre ce que nous avons appelé la forme générale de la contracture, ou encore la forme diplégique.

Etchevery nous montre réunis chez elle la plupart des symptômes permanents de l'hystérie, en même temps qu'elle continue à être sujette à des attaques convulsives. Paralysie du mouvement, hémianesthésie, vomissements, rétention et incontinence d'urine, hyperesthésie ovarienne, contracture passagère et contracture permanente; telle est la série des accidents que l'hystérie a produits successivement chez elle. Joignons-y encore l'ischurie hystérique, accident bizarre sur lequel M. Charcot a tout récemment appelé l'attention[1].

Laissant de côté tous les autres symptômes, nous allons relever ce qui concerne la contracture. Dans ce cas, la contracture hystérique permanente des membres a revêtu successivement toutes les formes, de telle sorte qu'Etchevery aurait pu, aux différentes phases de sa maladie, figurer tour à tour dans chacune d'elles. En mars 1871, la contracture occupait les *quatre membres*. Quelques mois se passent dans cet état; puis il survient une rémission : le

[1] Voy. la leçon de M. Charcot, dans le numéro de juin de la *Revue photographique des hôpitaux de Paris*.

membre supérieur droit devient libre. Alors Etchev... nous offrait à la fois un exemple de la forme paraplégique et de la forme hémiplégique. Enfin, la contracture a disparu du membre inférieur droit, et actuellement la malade nous offre le type de la forme hémiplégique de la contracture hystérique permanente. Il nous reste maintenant à signaler les caractères de la contracture hystérique lorsqu'elle affecte les quatre membres.

Ordinairement les *membres inférieurs* sont dans l'extension et présentent tous les caractères que nous avons exposés en détail dans la description des formes hémiparaplégique et paraplégique. Nous n'avons donc rien de nouveau à révéler à cet égard.

Quant aux *membres supérieurs*, tantôt ils sont tous les deux dans la flexion, tantôt l'un est dans la flexion et l'autre dans l'extension. La malade F... Louise (Obs. XIII, p. 77) nous fournit un exemple de chacune de ces variétés, car elle fut atteinte, à deux reprises différentes, d'une contracture générale.

Chez Etchevery, nous venons de voir que le membre supérieur gauche était fléchi dans toutes les jointures : l'avant-bras formait un angle droit avec le bras, le poignet et les doigts étaient dans la flexion extrême. Le membre supérieur droit était également fléchi, mais à un bien moindre degré ; la flexion était surtout accusée pour le poignet et les doigts. (Voy. la Planche XXV de la *Revue photogr.* de 1871.)

Parmi les symptômes qui précèdent ou accompagnent la forme générale de la contracture hystérique, nous devons une mention particulière à deux d'entre eux : l'anesthésie envahit alors la totalité ou presque la totalité du corps, et l'hyperesthésie ovarienne existe aussi des deux côtés. C'est là une nouvelle preuve de la relation qui existe entre les divers symptômes permanents de l'hystérie.

Dans la forme générale de la contracture hystérique, de même que dans les formes précédentes, on peut voir survenir des contractures partielles, soit des muscles de la vie de relation, soit des muscles de la vie organique. Etchevery, par exemple, a été affectée concurremmennt d'une contracture d'une moitié de la face, puis d'une contracture des muscles releveurs des mâchoires (*trismus*), enfin d'une contracture des muscles du larynx (*laryngisme*).

CHAPITRE III

ANATOMIE PATHOLOGIQUE

Voilà un titre qui doit surprendre, au premier abord, et qui, par conséquent, exige une explication immédiate. L'anatomie pathologique de l'hystérie n'existe pas, et, sous le titre qui précède, nous ne voulons nullement consigner les lésions plus ou moins banales qu'on a pu rencontrer à l'autopsie des hystériques. Notre but est beaucoup plus modeste. En effet, nous nous bornerons à exposer les lésions histologiques intéressant les *cordons latéraux de la moelle*, qui ont été trouvées chez deux malades atteintes de contracture permanente des membres. Chez l'une d'elles, la contracture était de date relativement récente; aussi les lésions des cordons latéraux, très-peu avancées, n'étaient-elles reconnaissables qu'à l'aide du microscope. Chez la seconde, au contraire, dont la contracture était de date ancienne, la lésion était très-étendue, et parfaitement reconnaissable à l'œil nu.

A. *Cas où la lésion des cordons latéraux n'est appréciable qu'au microscope.* — L'unique observation que nous possédons sur ce point concerne une jeune fille de vingt ans qui avait une contracture des membres inférieurs depuis trois ans seulement. Voici son histoire, malheureusement assez incomplète :

Observation XII. — *Attaques hystériques* (16 *ans*). — *Rétention d'urine* (16 *ans et demi*). — *Contracture et anesthésie des membres inférieurs* (18 *ans*). — *Vomissements incoercibles.* — *Tympanisme.* — *Tubercules pulmonaires.* — *Mort.* — *Résultats de l'autopsie.* — *Lésions histologiques des cordons latéraux.* — (Observation rédigée d'après les notes communiquées par M. Charcot.)

Albourdin, Rose, enfant trouvée, âgée de 19 ans, à son entrée à la Salpêtrière, le 14 mars 1870, est sujette à des attaques hystériques depuis l'âge de 16 ans. Depuis 3 ans, rétention d'urine nécessitant l'usage quotidien de la sonde. Depuis 2 ans environ, il existe une contracture permanente des membres inférieurs, qui sont dans l'extension et présentent une analgésie, à peu près complète actuellement (juillet 1870). La contractilité musculaire n'est pas amoindrie. Des vomissements incoercibles empêchent la malade de s'alimenter ; cependant elle conserve son embonpoint. Ballonnement énorme et douloureux du ventre.

10 *août* 1870. — Pouls à 72, presque insensible. La respiration paraît se faire presque exclusivement par les muscles supplémentaires, tels que les sterno-mastoïdiens et les trapèzes, de telle sorte, qu'à chaque inspiration, l'épaule est soulevée, tandis que le diaphragme paraît tout à fait immobile. Respiration excessivement fréquente, anxiété extrême, menace de suffocation, durant plusieurs accès, lesquels se reproduisirent plusieurs fois par jour, pendant plusieurs semaines, jusque vers la fin de septembre ; puis les choses reviennent dans le même état qu'auparavant. La malade vomit tout ce qu'elle prend, excepté sa potion au rhum. Le ventre est toujours ballonné, mais moins douloureux à la pression.

Vers le mois de février 1871, elle commença à tousser et à maigrir d'une manière inquiétante. Lavements avec du bouillon et du vin. La rétention d'urine persiste toujours. Les extrémités sont froides, amaigries. Les membres inférieurs sont toujours rigides et dans l'extension. — L'exploration électrique paraît démontrer une diminution de la contractilité musculaire. Les muscles du tronc et ceux du membre supérieur se contractent facilement, sous l'influence de l'électricité. — Anesthésie aux membres inférieurs, diminution de la sensibilité au membre supérieur gauche. Lorsqu'on soulève les membres inférieurs, ils retombent inertes. Morte le 18 mars 1871.

Autopsie le 19 mars 1871. — Vaste caverne au sommet des deux poumons. Pneumonie caséeuse occupant le lobe inférieur de chaque poumon. — Cœur, foie, estomac, rate, reins, utérus sains. La cavité péritonéale contient une certaine quantité de sérosité trouble, blanchâtre. Ulcérations intestinales. — La muqueuse de la vessie est brune et injectée.

Muscles. — D'une façon générale leur volume est diminué. Leur coloration, normale pour les muscles des membres supérieurs, est jaunâtre pour les membres inférieurs.

Moelle. — A l'œil nu on ne découvre aucune lésion. — L'examen microscopique fait, à l'état frais, de fragments de substance blanche pris dans les cordons latéraux de la région lombaire, montre un grand nombre de granulations graisseuses libres, et entre les tubes nerveux des amas de substance amorphe contenant des noyaux agglomérés (2—3—4). Pas de véritables corps granuleux. — Les autres régions de la moelle n'ont pas présenté les indices de prolifération conjonctive que nous venons de signaler.

L'histoire d'Albourdin nous paraît faire voir le processus morbide à son début. Que devient-il lorsque la maladie se prolonge?

Sous ce rapport, nous ne possédons guère de documents. En effet, dans plusieurs des cas que nous avons réunis, et, dans lesquels l'autopsie a été pratiquée, les résultats, selon les observateurs, auraient été négatifs. Toutefois, nous devons faire remarquer que ces observations ont été publiées à une époque où l'on était moins expérimenté qu'aujourd'hui dans ces sortes de recherches. Aussi nous contenterons-nous de rapporter une observation de M. Charcot, dans laquelle la lésion des cordons latéraux était parfaitement évidente.

B. *Cas où la lésion des cordons latéraux était visible à l'œil nu.* C'est, nous le répétons, le cas observé par M. Charcot, et que nous allons relater *in extenso* en raison de son importance.

Observation XIII. — *Étourdissements, palpitations, laryngisme. — Perte de connaissance, convulsions* (14 *ans et demi*). — *Retour des attaques. — Aménorrhée. — Réapparition des règles* (21 *ans*). — *Amélioration des symptômes nerveux. — Trois grossesses. — Contracture des membres supérieur et inférieur gauches qui disparaît au bout de deux ou trois semaines* (34 *ans*). — *Métrorrhagie. — Frayeur vive, attaque violente suivie de tremblement. — Contracture des membres gauches, puis des membres du côté droit. — Laryngisme. — Rachialgie. — Amélioration considérable* (1852). — *Troisième attaque* (1865), *avec retour de la contracture. — Roideur générale du corps; douleurs le long des membres avec sentiment de crampes et rétractions. — Vertiges, insommie, pneumatose intestinale. — Érysipèle ambulant. — Affaiblissement général. — Mort* (1864). — *Sclérose des cordons latéraux. — Altérations des racines antérieures des nerfs rachidiens.* (Charcot, *Sclérose des cordons latéraux*, etc.)

F... (Louise), femme C..., née à Verneuil (Seine-et-Oise), a été admise à la Salpêtrière, le 23 septembre 1856; elle était alors âgée de 51 ans. Voici d'abord un résumé de l'observation de M. Briquet. Cette observation portait cette suscription : *Hystérie.*

F... est née et a été élevée à la campagne, où, pendant longtemps, elle a été occupée aux travaux de la maison. Son père est encore vivant et a toujours été bien portant. Sa mère est morte à l'âge de 51 ans, hydropique, après avoir ressenti de l'oppression pendant quatorze ans. Une sœur de F..., plus jeune qu'elle, est atteinte d'une maladie nerveuse (attaques de nerfs).

F... paraît avoir été convenablement élevée; elle était, dans sa jeunesse, d'un caractère vif et gai; très-impressionnable, mais les impressions étaient passagères. A l'âge de 13 ans, elle était vigoureuse, douée d'un certain embonpoint, et, jusque-là, sa santé était restée parfaite. C'est à cet âge qu'apparurent les règles pour la première fois; elles se montrèrent à deux reprises, puis, sans cause apparente, elles cessèrent de paraître. La santé générale n'en subit d'abord aucun trouble appréciable.

A 14 ans et demi, au retour d'une longue course qu'elle avait faite, exposée au soleil et portant un fardeau, F... fut prise tout à coup, au moment où elle était à table, d'étourdissements, avec palpitation et sensation de strangulation ; après quoi elle perdit connaissance et fut prise de convulsions qui durèrent, paraît-il, pendant deux ou trois heures. Lorsqu'elle revint à elle, elle éclata en sanglots. — A partir de ce moment, F... fut sujette à éprouver des accès analogues à ceux dont il vient d'être question. Ces accès revenaient régulièrement une fois tous les mois, à peu près à la même époque. Ils étaient précédés, pendant deux ou trois jours, par de vives douleurs siégeant aux reins et à l'hypogastre, et qui disparaissaient dès que l'attaque était terminée. Six mois après le premier accès, l'état physique et moral de la malade s'était déjà notablement modifié. Le caractère était devenu morose, irritable ; il y avait de fréquentes céphalalgies, des palpitations même pendant le repos et de l'essoufflement pendant la marche ; des douleurs dans la poitrine, au niveau des fausses côtes gauches, à l'épigastre, et parfois un sentiment de strangulation ; l'anorexie était habituelle ; les téguments étaient décolorés ; les règles, d'ailleurs, étaient tout à fait supprimées. Cet état dura pendant six ans, avec de faibles variations d'intensité.

A l'âge de 21 ans, les règles reparaissent, et, à partir de cette époque jusqu'à 35 ans, elles n'ont jamais cessé, à part les temps de grossesse, de se montrer régulièrement. En même temps qu'avait lieu le rétablissement de la menstruation, il se produisait un amendement remarquable dans l'ensemble des symptômes nerveux. Les attaques hystériques deviennent très-rares, et ne sont plus guère représentées que par un sentiment de strangulation qui se manifeste la veille de l'apparition des règles et persiste pendant toute leur durée. Dans l'intervalle des règles, on observe encore de la céphalalgie, des douleurs à l'épigastre et au niveau des fausses côtes gauches ; la malade est désormais devenue très-impressionnable ; mais la décoloration des tissus est moins prononcée et l'état des forces s'est beaucoup amélioré.

F... s'est mariée à l'âge de 29 ans, dans des conditions relativement favorables ; elle a été, en somme, heureuse en ménage. Survinrent trois grossesses : la première, six mois après le mariage ; la dernière à l'âge de 33 ans. Un des enfants a toujours été bien portant ; un autre, venu au monde à sept mois et demi, est mort en naissant ; le troisième, une fille, est morte à l'âge de 14 ans : elle avait éprouvé déjà de nombreuses crises hystériques. Pendant toute la durée de cette période, les symptômes nerveux ne se sont manifestés que très-exceptionnellement ; une attaque violente d'hystérie convulsive, survenue un mois environ après le mariage, doit cependant être signalée.

En 1848, F..., alors âgée de 34 ans, éprouva un gonflement douloureux des articulations tibio-tarsiennes qui la retint au lit pendant quinze jours environ. Trois ou quatre mois après, ayant ressenti pendant quelques jours de l'engourdissement et des fourmillements dans l'épaule gauche, elle fut prise un jour, tout à coup, sans cause apparente, de contracture dans les membres supérieur et inférieur du côté gauche; elle tomba à terre et perdit connaissance pendant quelque temps; on la trouva étendue derrière une porte, ayant toute la partie gauche du corps, le cou y compris, dans un état de roideur tétanique; elle fut mise au lit avec une fièvre vive et de la céphalalgie. Les parties contracturées étaient le siége de douleurs intenses. Cet état dura quinze jours à peu près; après quoi tous les accidents s'amendèrent et la contracture disparut graduellement; toutefois, depuis lors, le bras gauche n'a jamais complétement récupéré sa liberté physiologique. A la suite de cet accident survint une métrorrhagie assez abondante; et, à partir de cette époque, les pertes utérines se reproduisirent fréquemment pendant le cours des huit années qui suivirent.

En décembre 1849, des malfaiteurs s'étant introduits dans sa demeure, F... fut saisie d'une grande frayeur et s'échappa de chez elle en chemise; presque aussitôt après, elle fut prise de tremblement, puis survint une violente attaque d'hystérie, à laquelle succéda une sorte de tremblement général accompagné de faiblesse des membres. Au bout d'un mois, la faiblesse était devenue telle, que la malade ne pouvait plus sortir du lit. Vers la même époque, le tremblement cessa pour faire place à la contracture, qui affecta d'abord les membres du côté gauche et s'étendit, trois semaines environ après, aux membres du côté droit. Le cou devint roide comme lors de la première attaque. Tous ces accidents persistèrent; ils s'accrurent même graduellement, et la malade dut se faire transporter à l'hôpital de la Charité, où elle fut admise le 25 février 1850, dans le service de M. Briquet.

A cette époque, on constata ce qui suit: la malade est confinée au lit, dans le décubitus dorsal, et elle ne peut faire usage de ses membres; cependant la santé générale est satisfaisante; les fonctions cérébrales sont normales; roideur et douleur dans les muscles de la nuque; sensation de strangulation à peu près permanente; douleur dans les muscles pectoraux du côté gauche augmentée par les mouvements et par la pression. La peau de la partie antérieure gauche du thorax est le siége d'une hyperesthésie qui se limite exactement à la ligne médiane. La sensibilité tactile est un peu obtuse dans le membre supérieur gauche, mais la sensibilité douloureuse est exagérée; la sensibilité musculaire paraît, là aussi, plus marquée qu'à l'état normal.

Les membres supérieurs sont fortement contracturés; les avant-bras sont fléchis sur les bras; les doigts de la main sont également dans la flexion. Les tentatives d'extension qu'on leur fait subir font céder quelque peu cet état de flexion, mais ce n'est pas sans déterminer des douleurs assez vives; d'ailleurs, les muscles contracturés sont le siége de douleurs spontanées continues. De temps en temps, ces membres sont agités de mouvements brusques s'effectuant, soit spontanément, soit par action réflexe. La contracture est moins marquée au membre supérieur droit qu'au membre correspondant du côté gauche. Au bras et à l'avant-bras droit, la sensibilité cutanée et musculaire du bras droit est à peu près normale; il y a cependant quelques points douloureux le long de ce membre. Des deux côtés, les mouvements volontaires sont tout à fait impossibles.

Le tronc est roide, sans déviation, mais la flexion en avant est impossible Aù niveau de la gouttière vertébrale, du côté gauche, la sensibilité tactile est un peu émoussée, surtout dans les régions dorsale et lombaire; toutefois, il y a là de l'hyperalgésie cutanée, et en même temps les muscles sont douloureux à la pression. Sur le rachis, la pression est très-douloureuse au niveau de la région cervicale; au-dessous, elle l'est à peine.

Les deux membres inférieurs sont contracturés, dans la flexion, les jambes formant avec les cuisses un angle droit. Sur le membre inférieur droit, la sensibilité cutanée est normale; à gauche, elle est, au contraire, manifestement amoindrie. De plus, au membre gauche, les muscles sont douloureux à la pression, et la malade éprouve dans cette partie, de temps à autre, des élancements douloureux.

Tels sont les principaux symptômes qui furent observés chez cette femme lors de son entrée à la Charité. L'emploi de la morphine parut un moment produire un certain amendement; la contracture céda un peu; les mouvements volontaires purent s'effectuer un instant, toutefois dans des limites très-restreintes. Mais bientôt la maladie reprit le dessus, et lorsque, au bout de deux ans de séjour (février 1852), la malade se décida à quitter l'hôpital, elle était à peu près dans le même état qu'à l'époque de son entrée. Elle restait constamment au lit, couchée sur le dos et incapable de se mouvoir. Cependant la santé générale n'était pas sensiblement altérée; les règles apparaissent de temps à autre. Durant les deux années qu'elle a demeuré à la Charité, la malade n'aurait pas éprouvé d'accès d'hystérie convulsive.

Quelques mois après la sortie de l'hôpital, tous ces symptômes, qui, pendant deux années consécutives, avaient persisté dans toute leur intensité et presque sans interruption, s'amendèrent spontanément d'une manière graduelle; c'est au point que la malade put, pendant quelque temps, marcher et vaquer à ses occupations; toutefois, les membres inférieurs étaient restés très-faibles, et il y avait encore aux membres supérieurs un certain degré de contracture. Quoi qu'il en soit, l'état de santé de F... était, relativement, très-satisfaisant, lorsque, en 1855, elle fut prise tout à coup, sans cause connue, d'une troisième attaque, au moment où elle se livrait aux soins du ménage : on la trouva dans sa cuisine étendue sur le carreau et privée de connaissance; elle ne reprit ses sens qu'au bout d'une heure, et ses membres étaient, à cette époque, déjà contracturés comme lors des précédentes attaques.

Cet état persista pendant plusieurs mois sans aucune amélioration, et la malade fut transportée à l'Hôtel-Dieu, où elle ne resta que six semaines. Au sortir de l'Hôtel-Dieu, elle fut immédiatement adressée à l'hospice de la Salpêtrière, où elle entra le 23 septembre 1856. A cette époque, cette malheureuse femme était à peu de chose près dans l'état de triste infirmité où elle se trouvait lorsque nous l'avons observée pour la première fois, c'est-à-dire en janvier 1862.

État actuel en février 1862 (internat de M. Soulier). — La malade est confinée au lit, où, placée dans le décubitus dorsal, la tête légèrement soulevée par l'oreiller, elle se trouve condamnée à une immobilité à peu près absolue. A peine peut-elle faire exécuter à ses membres, soit supérieurs, soit inférieurs, quelques légers mouvements. Il lui est impossible de se déplacer d'elle-même; et lorsqu'on la soulève pour changer sa position ou pour l'aider à accomplir ses besoins, elle pousse des cris et paraît vivement souffrir. Le tronc et le cou sont roides, immobiles, et ils se tiennent tout d'une pièce quand on soulève le corps. Seuls, les mouvements latéraux de la tête sont possibles, quoique très-bornés néanmoins.

Même à l'état d'immobilité, la malade éprouve des douleurs qui paraissent occuper surtout les diverses jointures, bien que celles-ci ne soient le siége d'aucun gonflement et paraissent seulement rigides. Il y a aussi des douleurs le long des membres, avec sentiment de crampes et de rétraction; ces divers genres de douleurs s'exaspèrent de temps à autre, par crises, sans cause connue. Partout à la surface du corps, la sensibilité de la peau est normale; pas d'anesthésie, pas d'hyperesthésie. Sensation de température, de chatouillement, etc.

L'intelligence est parfaitement conservée, la parole facile; la physionomie est vive et expressive, seulement elle porte l'empreinte de la souffrance morale. Les traits sont amaigris, la face pâle. Il y a quelquefois des vertiges, des étourdissements, des éblouissements, souvent de l'insomnie. D'ailleurs, aucun trouble des sens. — Anorexie et constipation habituelles; la miction et la défécation s'opèrent volontairement. Souvent il y a de la pneumatose intestinale, et fréquemment des gaz sont rendus en abondance par en bas.

Les membres, surtout les supérieurs, sont considérablement amaigris; aux avant-bras surtout il y a une véritable atrophie, portant d'ailleurs aussi bien sur les muscles des régions antérieures que sur ceux des régions postérieures. Les membres présentent une attitude particulière dont nous allons essayer de donner une idée.

Membres supérieurs. — L'avant-bras droit est étendu sur le bras; la main est dans la pronation forcée, de telle sorte que la paume regarde directement en dehors et un peu en haut; la main est en même temps un peu fléchie sur l'avant-bras; les doigts sont eux-mêmes fléchis légèrement vers la paume de la main. Tout le membre est rigide, rapproché du tronc, fortement appliqué sur le lit. Si l'on essaye de modifier l'attitude des diverses parties de ce membre, ou de le mouvoir dans son ensemble, on éprouve une résistance due en partie à l'action des masses musculaires, mais paraissant dépendre surtout de l'état de rigidité et de raccourcissement dans lequel se trouvent les parties ligamenteuses et aponévrotiques. Toutes ces tentatives de redressement du membre provoquent d'ailleurs d'assez vives douleurs. Au membre supérieur gauche, l'avant-bras est légèrement fléchi sur le bras; la main est dans l'extension forcée, de telle sorte que son dos fait avec la face postérieure de l'avant-bras un angle droit; les doigts dans la flexion forcée recouvrent le pouce, qu'ils appliquent fortement contre la paume de la main. Une bande roulée a dû être placée dans le creux de la main, afin d'éviter la pression trop forte des ongles. Le membre supérieur

6

gauche est rigide comme le droit, et cette rigidité paraît dépendre ici de l'action spasmodique des muscles autant que du raccourcissement subi par les parties tendineuses.

Les mouvements volontaires sont, dans ces membres, ainsi que nous l'avons dit déjà, à peu près nuls; soulevés au-dessus du lit, ceux-ci retombent aussitôt. Ils sont quelquefois le siége de mouvements involontaires, consistant en des soubresauts.

Les *membres inférieurs* sont à la fois rigides et inertes. Demi-flexion permanente des genoux. Le membre inférieur gauche repose sur le lit par sa face externe; le droit, au contraire, par sa face interne. La malade ne peut imprimer aucun mouvement à ces membres qui, de temps à autre, sont agités par des soubresauts involontaires. Les malléoles sont légèrement tuméfiées; de petites ulcérations se produisent fréquemment dans l'interstice des orteils; mais le moindre pansement les fait bientôt disparaître. — Pendant cette période de 1856 à 1862, environ deux ou trois attaques hystériques complètes et bien caractéristiques avaient lieu chaque année; de plus, très-fréquemment, des crises nerveuses se produisaient sous l'influence des moindres émotions.

L'état qui vient d'être décrit a persisté sans subir de modification pendant les années 1862 et 1863, et jusqu'au mois de février 1864. A cette époque, survint un érysipèle qui, débutant par la jambe gauche, s'est étendu au tronc et à la plus grande partie du dos. A la suite de cet érysipèle, qui a persisté pendant près de quinze jours, la malade est tombée dans un affaiblissement dont elle n'a pu se relever. Elle a succombé le 23 janvier 1864 à cinq heures du soir.

Nécropsie — Émaciation générale. Les membres ont conservé, à peu de chose près, l'attitude qu'ils avaient pendant la vie. — Les *poumons* sont emphysémateux à un haut degré. — Le *cerveau* n'offre aucune altération appréciable. — Le *bulbe* est évidemment plus petit que dans l'état normal. La *moelle*, considérée dans son ensemble, est très-manifestement atrophiée dans toute son étendue, mais principalement dans sa région dorsale; elle a d'ailleurs conservé sa forme extérieure. Les *méninges spinales* ne présentent pas traces d'altération. Çà et là seulement on remarque un peu d'épaississement du feuillet viscéral de l'arachnoïde. — En examinant avec attention la *surface de la moelle*, on voit qu'elle présente sur les parties latérales deux traînées de coloration gris bistré produites par l'altération scléreuse. Ces bandes grisâtres commencent en dehors de la ligne d'implantation des racines postérieures, et leur bord antérieur se rapproche, sans y atteindre toutefois, de la ligne d'implantation des racines antérieures. Elles sont très-visibles dans toute la longueur de la région dorsale; elles remontent en s'amincissant beaucoup jusqu'à la partie moyenne du renflement cervical; en bas, elles ne sont plus guère visibles sur le renflement dorso-lombaire. — Des coupes transversales de la moelle, pratiquées à diverses hauteurs, permettent de constater ce qui suit : *les cordons latéraux* présentent dans leur partie la plus externe et la plus postérieure un aspect gris, demi-transparent, comme gélatineux. Les parties grises ont une consistance plus ferme que le tissu avoisinant. Cette altération commence à être appréciable immédiatement au-dessous du bulbe, et elle ne s'efface qu'à l'extrémité du renflement lombaire. La partie des cordons qu'elle occupe a sa plus grande épaisseur dans la région dorsale; elle diminue d'étendue dans tous les sens, à mesure qu'on se rapproche de l'extrémité supérieure ou de l'extrémité inférieure de la moelle; elle constitue, en définitive, une sorte de prisme à trois pans, dont la base tournée en dehors est partout en contact avec la pie-mère. En aucun point le tissu malade n'arrive au contact de la substance grise, restée normale. L'altération est plus marquée et plus étendue en profondeur à gauche qu'à droite. — Les faisceaux postérieurs sont tout à fait épargnés; quant aux faisceaux antérieurs, ils paraissent seulement avoir un peu diminué de volume.

L'*examen microscopique*, fait avec le concours de M. Bouchard, alors mon interne, a donné les résultats suivants : *à l'état frais*, les parties grises, sclérosées, sont constituées par du tissu conjonctif, en partie fibrillaire, formant une sorte de gangue, presque amorphe, finement granuleuse. Au sein de cette gangue on rencontre : 1° quelques rares tubes nerveux très-espacés, grêles, présentant des étranglements de distance en distance; 2° de très-nombreux corps amyloïdes; 3° quelques noyaux de tissu conjonctif; 4° des corps granuleux en très-petit nombre. — Quelques petits vaisseaux avaient leurs parois parsemées de rares granulations graisseuses, mais, la plupart du temps, ils étaient tout à fait sains. — Après avoir fait macérer cette moelle pendant près d'un mois, dans une solution aqueuse très-étendue d'*acide chromique*, on observa les particularités suivantes sur des coupes faites à diverses hauteurs : les parties sclérosées se distinguent déjà, sans préparation, des parties saines par une teinte plus claire. Si l'on verse sur la surface de section quelques gouttes d'une solution ammoniacale concentrée de carmin, les parties malades prennent une teinte violette d'autant plus foncée que l'altération est plus prononcée, tandis que la coloration des parties saines ne change pas. (Ce procédé, pour rendre plus sensibles à l'œil les altérations de la sclérose, effacées par la macération dans l'acide chromique, appartient à M. Bouchard.) — Une lamelle mince du tissu de la moelle, durcie par l'acide chromique, est traitée par la glycérine. Les parties qui sont le siége de la sclérose deviennent seules très-transparentes. Au microscope, les espaces clairs ainsi produits sont semés, de distance en distance, de points opaques; ce sont les surfaces de section des tubes nerveux qui n'ont pas encore été détruits. Partout ailleurs les tubes nerveux, pressés les uns contre les autres, arrêtent la lumière et rendent la préparation opaque. — Une coupe de la moelle analogue à la précédente, mais traitée cette fois par l'essence de térébenthine, ou mieux, le baume de Canada, permet de constater que, dans les cordons latéraux, même en dehors des parties sclérosées, les tubes nerveux ont, en général, diminué de volume. Cette atrophie est d'autant plus manifeste qu'on se rapproche davantage de l'espace qui correspond à l'altération scléreuse et où les tubes nerveux sont raréfiés. — Dans cet espace, on rencontre à peine quelques tubes normaux autour desquels se groupent des tubes très-minces dont le filament axile est entouré seulement d'une très-mince couche de substance médullaire. Enfin, dans la partie la plus externe des cordons latéraux, là où les tubes nerveux sont le plus rares, on voit, de distance en distance, des cylindres d'axe complétement dépourvus de matière médullaire. — La substance nerveuse grise ne nous a pas offert d'altérations appréciables; toutes les cellules nerveuses que nous avons rencontrées étaient à l'état normal.

Les *racines antérieures* des nerfs rachidiens ont paru avoir un volume moindre que dans l'état normal. Les unes présentaient d'ailleurs les caractères de l'état sain ; d'autres étaient grisâtres et transparentes. Quand on détache une partie de ces dernières et qu'on la traite, après l'avoir dilacérée, par la solution de soude caustique, on y trouve un certain nombre de tubes sains, d'autres dont la substance médullaire a subi la dégénération granuleuse. D'autres fois, les tubes ont disparu, et les gaînes vides, par leur réunion, simulent des faisceaux de tissu conjonctif. — Les *racines postérieures* n'ont présenté aucune trace d'altération.

Troncs nerveux, muscles, os des membres. — Les *gros troncs* nerveux, tant des membres supérieurs que des membres inférieurs, nous ont paru plus volumineux que dans l'état normal. Cette augmentation de volume était plus marquée à gauche qu'à droite ; plus prononcée aux membres inférieurs qu'aux supérieurs. D'ailleurs, il n'y avait pas là hypertrophie réelle, mais seulement accumulation de tissu lamineux et adipeux entre les diverses gaînes du périnèvre. — Les *muscles* des bras, et surtout ceux des avant-bras, sont très-amincis, pâles, d'un rouge jaunâtre, friables. On trouve de nombreuses vésicules adipeuses entre les gaînes du périmysium. Dans l'intérieur de celles-ci, les noyaux de tissu conjonctif sont multipliés outre mesure. — Les faisceaux primitifs n'ont pas perdu complétement leur aspect strié ; les stries, toutefois, sont moins prononcées qu'à l'état normal. Ces faisceaux renferment en grand nombre des granulations moléculaires, les unes plus nombreuses, solubles dans l'acide acétique ; les autres plus réfringentes et résistant à l'action de ce réactif. Les noyaux du sarcolemme sont beaucoup plus nombreux qu'à l'état normal. — Les os longs ont subi une altération de structure très-remarquable. C'est une atrophie du tissu osseux avec conservation de la forme et du volume extérieur, mais la cavité médullaire, soit dans la diaphyse, soit dans l'épiphyse, s'est tellement accrue, que l'os n'est plus guère constitué que par une coque de substance compacte dont l'épaisseur dépasse à peine, dans certains points, celle d'une feuille de papier. Cette altération était surtout prononcée sur l'humérus gauche. En transportant le cadavre sur la table de l'amphithéâtre, il s'est produit, par l'action seule du poids du corps, une fracture de l'extrémité supérieure de ce dernier os.

Ainsi, dans les *cas anciens* de contracture, il est probable que l'on trouvera, comme dans le précédent, une lésion des cordons latéraux. Cette lésion est-elle secondaire? Est-elle l'aboutissant ultime de la lésion primitive qui donne lieu à la contracture? Il nous paraît difficile d'essayer de trancher cette question dans l'état actuel de nos connaissances. Aussi, dirons-nous avec M. Charcot, que « dans les *cas récents* de contracture hystérique, la modification organique quelle qu'elle soit, quelque siége qu'elle occupe, qui produit la rigidité permanente, est très-légère et très-fugace, puisque les symptômes qui lui correspondent peuvent *disparaître tout à coup, sans transition.* Il est certain qu'avec les moyens d'investigation dont nous disposons aujourd'hui, la nécropsie la plus minutieuse ne serait pas en état de retrouver, en pareil cas, les traces de cette altération. »

Faut-il admettre, avec quelques auteurs, qu'il existe alors un état fluxionnaire, une congestion de la moelle ? C'est ce que l'on pourrait supposer, d'après les faits rapportés par Trouvé, Trousseau et Liégeois. Ce dernier auteur cite l'histoire d'une malade atteinte de paralysie du côté gauche, avec diminution de la température, anesthésie, absence de sueurs, après un exercice forcé, tandis qu'elles se produisent du côté sain, absence de sang à la piqûre, etc., phénomènes qu'il rapporte à l'anémie. Par opposition, il relate le cas d'une autre hystérique qui présentait des accès tétaniques, avec hyperesthésie, phénomènes qu'il considère comme liés à l'hypérémie. Son opinion semble d'autant plus exacte que les accidents disparurent, chaque fois qu'ils se montrèrent, après une application de ventouses scarifiées. (*Étude physiologique des phénomènes observés chez une femme atteinte de paralysie hystérique.* In *Mém. de la Société de biologie*, t. I, 3e série, p. 261.)

Cette hypothèse n'est pas acceptée par tout le monde. Ainsi M. Briquet inclinerait plutôt à considérer la contracture hystérique, comme le résultat d'actions réflexes diverses. Voici, du reste, comment il s'exprime : « Il est évident que cette affection, qui est une sorte de tétanos sans paroxysmes, dépend directement de l'excitation d'une portion de la moelle épinière, à laquelle elle peut être transmise, soit par l'action directe de l'encéphale, soit par l'excitation des expansions nerveuses des diverses parties, par exemple de celles de la peau, par un froid vif, et de celle de l'utérus, par les douleurs de la dysménorrhée, laquelle excitation est transmise directement à la moelle par une action réflexe, ou immédiatement par l'encéphale. »

Que la contracture soit la conséquence d'une *congestion*, d'une hypérémie de la moelle ou d'*actions réflexes diverses*, cela est possible. Mais, il n'en est pas moins certain que, aujourd'hui, les preuves en faveur de l'une ou de l'autre opinion font défaut, et, en pareille circonstance, nous pensons que se tenir sur la réserve est ce qu'il y a de mieux à faire.

CHAPITRE IV

MARCHE, DURÉE, COMPLICATIONS, DIAGNOSTIC, PRONOSTIC ET TRAITEMENT

Marche. — D'ordinaire la contracture envahit, d'une manière permanente, un seul membre et c'est à peu près, sinon toujours, l'un des membres inférieurs. Tantôt la contracture demeure ainsi localisée durant des années. Tantôt, au contraire, l'autre membre inférieur est pris à son tour de contracture (*forme paraplégique*) ou bien le membre supérieur correspondant au membre inférieur primitivement atteint (*forme hémiplégique*). Un temps assez long peut s'écouler sans qu'il survienne rien de nouveau; mais il n'est pas rare aussi de voir se développer une contracture des membres du côté jusque-là resté indemne (*forme diplégique*).C'est là, en quelque sorte, le maximum de la maladie.

Si la contracture générale persiste — et c'est ce qui a eu lieu chez la première malade de M. Charcot (obs. XIII), la sclérose envahit les cordons latéraux. Mais, ce résultat n'est pas constant : maintes fois il arrive que la contracture abandonne, au moins momentanément, le côté du corps frappé le dernier et que la contracture soit circonscrite aux membres de l'autre côté, et quelquefois à l'un d'entre eux; tel a été le cas d'Etchevery (obs. XI). En un mot, la contracture rétrograde.

Il ne faut pas trop se fier à cette amélioration ; car, il est fréquent de voir la contracture revenir et alors élire, pour toujours, droit de domicile dans les quatre membres; la contracture hystérique permanente, nos faits l'indiquent, a donc une marche très-variable.

Durée. — Rien de fixe non plus quant à la durée de la contracture permamente. Elle disparaît chez certaines malades sans cause connue, ou à la suite de perturbations morales, de médications plus ou moins actives, au bout de plusieurs mois, de plusieurs années. Chez d'autres, elle est véritablement permanente, définitive. Il est par conséquent impossible de donner des chiffres quelque peu exacts à cet égard.

Complications. — Les seuls accidents qui viennent se surajouter à la contracture permanente des membres et susceptibles à la rigueur d'être rangés sous ce titre, sont des contractures atteignant soit les muscles de la vie organique (*laryngisme*, *œsophagisme*, etc.), soit la langue, le muscle et le sterno-mastoïdien (*torticolis hystérique*), soit encore les muscles de la face (*trismus*, etc.). Jusqu'à présent nous n'avons vu, chez nos malades, aucun trouble dépendant du décubitus chronique, auquel certaines d'entre elles sont condamnées depuis un temps indéfini.

Diagnostic. — Le *diagnostic* comprend la solution de deux questions : 1° y a-t-il contracture; 2° de quelle nature est cette contracture ?

Il est très-facile de répondre à la première question. L'examen des parties malades ne laisse d'ordinaire aucun doute à cet égard.

Quant à la seconde question : *quelle est la nature de la contracture?* sa solution présente certaines difficultés. Toutefois, les considérations suivantes fournissent des éléments, en général suffisants, pour y parvenir. Quelle que soit la forme qu'elle revête, la contracture hystérique *débute*, en général, d'une manière soudaine. On peut dire aussi que, presque toujours, la contracture survient à la suite d'une attaque convulsive ou qu'elle vient se greffer, en quelque sorte, sur une paralysie plus ou moins récente. En même temps aussi, il est commun d'observer d'autres symptômes de l'hystérie, et, cela est d'autant plus commun, que la contracture hystérique, parmi les accidents permanents de l'hystérie, est l'un des derniers, dans l'ordre chronologique. Les accidents auxquels nous faisons allusion ont été relevés avec soin, à propos de chacune de nos malades ; ce sont : 1° l'*hémianesthésie* occupant à la fois une moitié de la face, du tronc et des membres ; 2° les *troubles viscéraux* (vomissements, tympanite, etc.) ; 3° l'*hyperesthésie ovarienne ;* 4° l'existence d'*attaques hystériques* présentes ou antérieures.

Lorsqu'on voit survenir subitement une contracture chez une

femme qui offre cet ensemble de symptômes, il est à peu près certain, sinon absolument certain, que l'on a affaire à une contracture hystérique.

Ces données générales abrégeront ce que nous avons à dire, relativement à chacune des formes de la contracture hystérique.

La *contracture hystérique hémiparaplégique* ne pourrait guère être confondue qu'avec une contracture produite par une *lésion unilatérale de la moelle épinière*. Or, outre que, dans le premier cas, la contracture apparaît d'*emblée*, et que, dans le second, elle est *progressive*, il y a un autre symptôme qui met promptement sur la voie du diagnostic : c'est l'anesthésie. Dans la *contracture hystérique hémiparaplégique*, non-seulement l'anesthésie occupe toute la moitié du corps, mais encore elle siége *du côté même de la contracture;* tandis que, dans l'*hémiplégie spinale*, compliquée de *contracture*, l'anesthésie, ainsi que l'a montré M. Brown-Séquard, siége du *côté opposé* à la contracture.

La contracture revêt-elle la *forme paraplégique*, les mêmes notions vont nous servir à poser le diagnostic. En premier lieu, nous devons rechercher si les caractères du terrain hystérique existent ou font défaut ; puis nous devons étudier le mode de développement de la contracture. Dans les cas de paraplégie par lésion primitive de la moelle, par compression, etc., la contracture est précédée, pendant un temps plus ou moins long, d'une période de paralysie avec flaccidité, et la contracture, à l'origine, n'est souvent ni absolue ni permanente : ce n'est que peu à peu qu'elle acquiert ces deux caractères. Enfin, les symptômes qui coexistent avec la contracture, dans les cas de lésion de la moelle, contribueront de leur côté à dissiper les doutes.

La confusion ne nous paraît guère possible, non plus, avec la contracture que l'on voit survenir, chez certaines malades cachectiques (phthisiques, cancéreuses, etc....). Dans ces conditions, l'attitude des membres est d'ordinaire tout à fait différente, et, en particulier, celle du pied. En général, les membres sont dans la flexion, et nous avons vu que, presque constamment, dans la contracture hystérique paraplégique, les membres sont placés dans l'extension. L'abolition ou tout au moins la diminution de la sensibilité dans les cas de contracture hystérique, jointes à l'existence actuelle ou passée des symptômes de l'hystérie; dans l'autre cas, l'absence de ces symptômes, la persistance de la sensibilité et, enfin, l'existence de symptômes caractéristiques de la diathèse tuberculeuse, cancéreuse, etc...., permettent à un observateur attentif de séparer nettement la *contracture hystérique* de la *contracture cachectique*. Dans la contracture cachectique les membres sont souvent amaigris à un haut degré, d'une façon uniforme; les membres supérieurs participent à cet amaigrissement, tandis que, dans la contracture hystérique les membres conservent pendant longtemps leur forme et leur volume; ce n'est qu'à la longue que les masses musculaires subissent des altérations. (Obs. XIII, p. 84.) [1].

Le diagnostic de la *forme hémiplégique* ne nous paraît pas offrir de plus grandes difficultés. On ne pourrait guère la confondre qu'avec la contracture qui survient chez les malades affectés d'une *hémiplégie consécutive à une lésion de l'encéphale* (hémorrhagie, ramollissement, etc....). La contracture hystérique hémiplégique a un *début brusque, soudain;* la contracture qui vient s'ajouter à une hémiplégie de cause cérébrale se manifeste, au contraire, *lentement;* elle est précédée, assez fréquemment, par des douleurs qui manquent le plus souvent dans la contracture hystérique. Dans l'une, la sensibilité est en quelque sorte abolie en totalité; dans l'autre, la sensibilité est conservée ou à peine modifiée. Enfin, tandis que, dans l'hémiplégie de cause cérébrale avec contracture, il existe des phénomènes de paralysie du côté de la face, tandis, aussi, que la langue présente une déviation, — dans la contracture hystérique hémiplégique, on n'observe aucune trace de paralysie faciale, au moins en ce qui concerne le mouvement. C'est là un caractère que R.-B. Todd a mis en relief dans ses *Leçons sur le système nerveux*. Les commémoratifs viendront aussi éclairer la nature de l'affection.

Il serait superflu, après ce que nous venons de dire, de nous arrêter sur le diagnostic de la forme générale de la contracture. Pour reconnaître la véritable nature de la maladie, il suffira de constater la présence ou l'absence de tous les éléments de diagnostic que nous venons d'énumérer.

[1] Voy. dans le numéro de juillet de la *Revue photogr. des hôpitaux*, une note de M. Gombault, sur un cas de contracture des membres inférieurs chez une phthisique (PLANCHE XXI).

Le *pronostic* de la contracture hystérique est très-variable. Dans les premiers temps de son existence, cette contracture n'est pas grave, en ce sens qu'elle peut disparaître, soit spontanément, soit sous l'influence d'excitations morales vives, soit sous l'influence d'un traitement approprié. Mais outre que les malades, qui ont été une première fois atteintes de contracture, sont sujettes à être prises de nouveau, la contracture, lorsqu'elle persiste, peut constituer une *infirmité incurable*, et, c'est alors qu'il se produit des altérations de la moelle épinière. Voici, à ce sujet, comment s'exprime M. Charcot :

« Existe-t-il quelque signe qui permette d'indiquer, à coup sûr, le caractère du cas, de savoir par exemple si la sclérose a définitivement ou non élu domicile dans les cordons latéraux ? Je ne crois pas que l'on puisse, dans l'état actuel de la science, signaler un seul symptôme qui présente, à cet égard, une valeur pronostique absolue.

« La trémulation convulsive des membres contracturés, provoquée ou survenant spontanément (*épilepsie spinale tonique*), — un certain degré d'émaciation des masses musculaires, — un peu d'amoindrissement dans l'énergie de la contractilité électrique, ne devraient pas, si j'en juge d'après les observations qui me sont propres, faire désespérer complétement de voir la contracture disparaître sans laisser de traces. Au contraire, l'atrophie limitée plus particulièrement à certains groupes de muscles, surtout s'il s'y joignait des contractions fibrillaires analogues à celles qu'on observe dans l'atrophie musculaire progressive, et un affaiblissement très-notable de la contractilité faradique, devraient faire supposer que, non-seulement les cordons latéraux sont profondément lésés, mais que, en outre, les *cornes antérieures de la substance grise* ont été envahies. Je n'ai observé, jusqu'à présent, ces derniers symptômes que dans des cas de contracture hystérique de date très-ancienne et qui ne laissaient plus guère d'espoir de voir les membres affectés reprendre jamais leurs fonctions normales.

« J'ajouterai enfin que l'existence d'une lésion organique spinale plus ou moins profonde serait mise à peu près hors de doute si, sous l'influence du sommeil déterminé par le chloroforme, la rigidité des membres ne s'effaçait que lentement ou persistait même à un degré prononcé.

« A mon avis, tant que ces symptômes ne sont pas nettement accusés, il ne faut désespérer de rien. Il importe, d'ailleurs, de ne pas oublier que la *sclérose latérale*, alors même qu'elle est parfaitement établie, n'est pas, tant s'en faut, j'espère en donner bientôt la preuve, une affection incurable. » (Charcot, *loc. cit.*, p. 202.)

De tous les symptômes permanents de l'hystérie, la contracture paraît être, pour ainsi dire, le seul qui ne s'amende pas sous l'influence de l'âge. C'est ainsi que nous voyons, chez la malade de l'Observation X (page 53), les attaques convulsives disparaître et tous les autres symptômes s'amender, alors que la contracture persiste toujours au même degré. Chez la même malade, on trouve deux symptômes graves : les membres inférieurs (contracturés) sont notablement amaigris ; la contractilité électrique (courants induits) est très-diminuée, plus à *gauche* qu'à *droite*, et s'épuise vite ; avec les courants continus, on obtient quelques contractions dans les muscles extenseurs à droite et à peu près rien à gauche. Cette sorte d'atrophie des muscles et cette diminution très-prononcée de la contractilité électrique sont assurément d'un fâcheux augure.

Traitement. — « La contracture des muscles, dit M. Briquet, est, le plus souvent, un état permanent qu'il est fort difficile de faire cesser. Je ne connais qu'un seul cas de guérison. Le plus souvent, tout traitement reste inutile et n'amène *aucun soulagement durable*. La *diversion morale*, ou le rétablissement d'un accident hystérique antérieur, sont, peut-être, les seuls moyens capables d'avoir de l'influence sur la contracture. »

L'opinion de M. Briquet nous paraît un peu trop absolue. S'il est vrai que souvent tous les traitements employés, qu'ils agissent sur le moral des malades, ou qu'ils appartiennent à l'ordre physique, n'amènent pas de soulagement *durable*, — durable en ce sens que les rechutes sont extrêmement communes, — il n'est pas non plus exact de dire que « tout traitement reste inutile. » En effet, si nous jetons un coup d'œil sur les observations que nous avons rassemblées ou reproduites dans notre travail, nous voyons que, maintes fois, la contracture a disparu. Elle a disparu même pendant un temps assez long, pour que l'on soit autorisé à dire qu'il y a eu guérison de la contracture. Mais, les mêmes causes persistant ou s'étant reproduites, il est arrivé que la contracture a aussi reparu.

De même que les attaques hystériques peuvent être la cause occasionnelle des contractures, de même aussi elles peuvent déterminer une perturbation de l'économie assez forte pour les faire disparaître. La lecture de nos observations ne laisse aucun doute à cet égard. Toutefois, l'influence des convulsions, pas plus que celle de tout autre agent, n'est toujours suivie des mêmes effets. C'est ainsi que, chez Cotte (obs. VIII, p. 41), la contracture n'a pas subi de modifications notables, malgré l'apparition d'un état de mal hystéro-épileptique, qui a duré pendant plus d'un mois.

Les *émissions sanguines* et spécialement les applications réitérées de ventouses scarifiées, peuvent dissiper la contracture. L'observation V (p. 26) empruntée à M. Briquet en fournit la preuve. Du reste, chez cette malade, la même médication réussit à plusieurs reprises.

La *saignée* générale, seule ou jointe à l'*acupuncture*, a donné des résultats favorables à M. Trouvé (*loc. cit.*, p. 196). Peut-être, en pareille circonstance, faut-il attribuer une certaine part de la guérison au trouble moral occasionné par la piqûre de la lancette, ou des aiguilles, et par la vue du sang.

Dans certains cas, on a vu aussi la *réapparition des règles* suffire pour dissiper les contractures hystériques. Aussi, lorsqu'en même temps que la contracture, il existera de la dysménorrhée ou de l'aménorrhée, sera-t-il bon de faire tous ses efforts pour rappeler l'écoulement menstruel (obs. I et II).

M. Nonat a employé la *cautérisation transcurrente*. Ce moyen amena une surexcitation nerveuse intense qui emporta la contracture.

M. Gauchet (*Union médicale*, 1861) a triomphé d'un cas de contracture hystérique à l'aide d'injections hypodermiques répétées de *sulfate d'atropine*. M. Boissarie (*Gazette des hôpitaux*, 1864) a réussi à l'aide du même procédé (Obs. IX, p. 50).

MM. Schutzenberger et Rustegho (p. 25) ont également guéri le même accident avec l'*opium* donné à l'intérieur.

La simple *extension* graduée et continue a réussi plusieurs fois. Tel est le cas cité par Georget et l'un de ceux que rapporte M. Lebreton.

Les *inhalations de chloroforme*, outre qu'elles sont d'un grand secours, quelquefois, pour le diagnostic de la contracture, sont parvenues à amener des guérisons soudaines ou progressives. M. Lebreton rapporte l'histoire d'une malade guérie par ce moyen, et celle d'une autre, où il ne produisit qu'une amélioration passagère. MM. Stokoe et Debauneaux (p. 24 et 25) en ont aussi retiré quelques bénéfices. Chez plusieurs des malades du service de M. Charcot, et entre autres chez Etchevery, nous avons vu les inhalations de chloroforme, poussées jusqu'à la résolution complète, produire un amendement.

A côté du chloroforme il faut placer l'éther, employé tout d'abord, d'après M. Delacour (*Union médicale*, 1860), par MM. Nonat et Pinault. Deux fois les inhalations éthérées furent suivies de succès, mais, dans une autre circonstance, elles ne provoquèrent qu'une amélioration passagère.

Ces renseignements montrent donc que l'intervention médicale peut rendre des services. Au nombre des agents qui, jusqu'ici, ont été peu mis à contribution, mais qui nous paraissent appelés à rendre des services, nous citerons l'*hydrothérapie*.

Le *nitrate d'argent* prescrit dans certains cas, et en particulier dans le suivant, n'a produit aucune modification. Chez la même malade, ainsi qu'on le verra par la lecture de son histoire, l'extension du pied, les *fumigations*, ont produit une certaine amélioration. Mais les points les plus importants, sous le rapport thérapeutique, qui ressortent de cette observation, sont : 1° l'influence d'une vive surexcitation morale, et 2° l'action bienfaisante exercée par les *courants continus*.

Observation XIV. — *Établissement difficile de la menstruation. — Fièvre typhoïde grave. — Série d'attaques hystériques. Perte de l'intelligence pendant 3 ou 4 mois. Paralysie avec anesthésie et contracture de tous les membres. — Torticolis, strabisme, trismus. — Vomissements. — Émission involontaire d'urine. — Disparition de la contracture du membre supérieur droit et des membres gauches. — Contracture permanente du membre inférieur droit. Amélioration notable. — Traumatisme : Réapparition de la contracture du membre inférieur droit. — Hématémèse : retour de la contracture du membre supérieur droit. — Vomissements incoercibles. — Contracture hémiplégique droite. — Émotion morale vive : diminution remarquable de la contracture. — État actuel* (1872). *Forme paraplégique (extension, pied bot varus équin des deux côtés). — Hyperesthésie ovarienne à droite. — Troubles divers de la sensibilité — Bourdonnements, amblyopie à droite.* (Observation rédigée par Bourneville et Voulet.)

V..., Clémence, âgée de 43 ans, célibataire, est entrée pour la première fois à la Salpêtrière, le 28 juin 1862.

Antécédents. — Son *père* est mort d'un catarrhe pulmonaire ; sa *mère* est morte à 85 ans. Ses frères et sœurs, toujours bien portants, n'ont jamais présenté d'accidents nerveux. Dans son enfance, V.. n'a pas eu de convulsions. Pas de gourmes. Elle a marché à 11 mois. La puberté s'établit difficilement ; pendant plusieurs années elle fut maladive, faible, souffrante, et de 15 à 19 ans on la crut poitrinaire. Mais tout ces accidents disparurent à la première apparition des règles, qui eut lieu entre 19 et 20 ans.

Elle est venue à Paris à 21 ans, pour entrer, de son plein gré, dans une maison religieuse, et contre la volonté de sa mère. A cette époque, et durant les quatre années suivantes, sa santé fut bonne. A 25 ans, elle fut atteinte d'une fièvre typhoïde grave. Elle aurait perdu tous ses cheveux La convalescence aurait été longue : V... serait restée un an sans pouvoir marcher ni s'occuper d'aucun travail. Il est probable qu'il y a eu alors un dérangement intellectuel. A la suite de cette maladie, elle a pu cependant reprendre ses occupations. Un jour, en allant au réfectoire, elle reçut une lettre lui apprenant une affaire grave ; elle est tombée tout à coup à la renverse, a perdu connaissance, et est restée inconsciente de tout ce qui s'est passé autour d'elle, pendant 3 ou 4 mois (?). Il paraît que ce début brusque aurait été signalé par une série d'attaques qui aurait duré 24 heures, et aurait été le point de départ de la *contracture*. Depuis lors, elle n'aurait *jamais eu d'attaque*. Revenue à elle, elle s'est trouvée complétement paralysée et contracturée. Elle prétend que sa tête était alors tournée vers l'épaule droite, et que c'est à cette époque qu'a débuté le *strabisme* de l'œil droit. Elle aurait eu pendant cinq mois les mâchoires serrées, et on aurait été obligé de lui arracher une dent afin de pouvoir l'alimenter à l'aide du biberon. Elle assure aussi que, durant tout ce temps, elle vomissait tout ce qu'elle prenait, et que déjà avant l'apparition de ces accidents, elle était sujette à des vomissements. Pendant cette période, la parole était inintelligible à cause, sans doute, de l'occlusion de la bouche. Quand apparut cette contracture de la face, avec *inclinaison de la tête sur l'épaule droite*, la contracture du membre supérieur droit aurait cessé et se serait notablement amendée dans les membres du côté gauche. La parole serait revenue vers la fin de la deuxième année de la maladie. Pendant ces deux années, l'état du membre inférieur n'aurait pas changé ; il était toujours anesthésié et contracturé.

V... est restée encore 4 ans (?) dans la maison religieuse. Durant tout ce temps, la contracture a subsisté au même degré dans le *membre inférieur droit*. Ne pouvant pas cependant marcher, même avec des béquilles, V... restait couchée. Elle assure qu'elle n'a jamais eu le ventre ballonné. Elle ne sentait pas ses urines sortir, mais on n'a jamais eu besoin de la sonder. La défécation se faisait normalement. Il n'y a pas eu, durant cette période, de douleurs dans les jointures. C'est alors que V... est entrée à la Charité (service de M. Bouillaud), où elle a séjourné 11 mois. Elle y fut soumise à différents traitements : strychnine, vésicatoires aux jambes, aux cuisses, aux reins, séton à la nuque ; 10 saignées, sangsues et ventouses le long de la colonne lombaire. Enfin, comme il n'y avait pas d'amélioration, elle fut transportée à la Salpêtrière (section des épileptiques), où elle demeura 15 mois (du 12 mai 1860 au 26 août 1861). M. Lélut lui fit appliquer des ventouses scarifiées et des vésicatoires sur les reins, des cautères; il lui fit donner des bains presque froids. Au bout de 5 à 6 mois, les vomissements ont diminué et V... a pu commencer à s'asseoir sur son lit. Deux mois plus tard, elle pouvait plier un peu le genou, mais le pied restait dans le même état. A sa sortie de la Salpêtrière, elle était assez forte pour marcher avec des béquilles.

Six semaines après sa sortie, c'est-à-dire vers le mois d'octobre 1861, V... tomba sur les reins, en descendant un escalier et se fit une forte contusion qui l'obligea de s'aliter de nouveau. Depuis lors, elle n'a pu marcher, la *contracture* étant devenue aussi forte qu'antérieurement. Quelques jours après cet accident, elle entra à l'Hôtel-Dieu (service de M. Horteloup). Elle y était depuis deux mois, lorsqu'elle fut prise d'une nouvelle *hématémèse*, pendant laquelle la *contracture du bras droit* reparut ; mais l'anesthésie ne serait pas revenue (?). A la fin de mai 1862, les *vomissements*, qui n'étaient pas continuels, sont devenus *incoercibles*.

État de la malade en 1862. — Constitution assez robuste. Impressionnabilité très-grande. — Bouche pâteuse, mauvaise, sèche ; soif très-vive que la malade n'ose satisfaire; car elle a des vomituritions ou des vomissements continuels. L'acte du vomissement, très-pénible, s'accompagne d'une espèce de bruit rauque, de contractions diaphragmatiques très-douloureuses, et d'une sensation de déchirement au creux épigastrique. — Constipation habituelle. — Depuis 4 ou 5 mois, V... n'aurait presque pas fermé l'œil. — L'ouie, le goût, l'odorat sont intacts. — Amblyopie, mais elle serait congénitale. — Sur toutes les parties du corps la malade perçoit nettement les excitations : contact, pincement, piqûre, froid, chaleur. — Les *membres du côté gauche* n'offrent rien de particulier.

Membre inférieur droit. — Il est contracturé dans toute sa longueur, y compris les muscles de la hanche, et dans l'extension complète. Il est impossible de vaincre cette contracture : toute tentative de flexion détermine une douleur intense. Le pied a l'attitude du pied bot équin. La malade ressent une sorte d'engourdissement dans tout le membre. La température y est normale.

Membre supérieur droit. — Il est également contracturé, mais à un degré moins marqué, surtout au niveau de l'épaule. Il est rapproché du tronc et repose sur le lit dans toute sa longueur. L'avant-bras est en demi-pronation. La main, fléchie à angle droit sur l'avant-bras, repose sur son bord cubital ; les doigts sont fermés. A certains moments, la contracture paraît un peu diminuer et alors on peut imprimer au membre quelques mouvements. Quant à la malade, tout ce qu'elle peut faire, c'est d'élever la main à quelques centimètres au-dessus du lit.

25 *septembre.* — Même état du membre inférieur et de la sensibilité. La malade peut se servir de son bras pour travailler (elle fait de la charpie). 2 pilules de nitrate d'argent.

5 *octobre.* — Il ne s'est rien produit d'appréciable. — 4 pilules de nitrate d'argent.

12 *octobre.* — V... dit ressentir dans les membres inférieurs, surtout dans le jarret, la jambe et le pied, du côté droit, des soubresauts et des démangeaisons qui la portent à se gratter fortement. Ces phénomènes se manifesteraient environ 2 heures après l'administration des pilules. Elle aurait aussi une sorte de malaise indéfinissable dans tous les membres.

19 *octobre.* — Il n'est survenu aucun amendement. — 6 pilules de nitrate d'argent.

25 *octobre*. — Les démangeaisons augmentent.

25 *décembre*. — On n'a remarqué aucun changement. La malade se plaint de douleurs très-vives, dans le membre contracturé, principalement dans le pied. Suppression des pilules.

En 1865, *à la suite d'une vive réprimande* qui lui fut faite à cause de son insubordination, V... fut renvoyée de l'infirmerie de la section des incurables, ce qui lui occasionna une grande contrariété et fut l'occasion d'une violente colère. — Dès le lendemain, la *contracture avait remarquablement diminué*. Le choléra ayant éclaté, elle était assez bien remise pour pouvoir remplir les fonctions d'infirmière à l'hôpital Lariboisière. Toutefois elle conservait encore une certaine roideur dans tout le membre inférieur droit et elle marchait sur la pointe du pied. Pendant son séjour à Lariboisière, on l'aurait soumise aux fumigations et on aurait essayé à l'aide d'attelles, de maintenir son pied dans la direction normale. Après ce traitement la roideur aurait encore diminué et la marche se serait exécutée plus régulièrement.

Novembre 1871 [1]. — État général assez satisfaisant. L'appétit est bon. Parfois, sans cause connue, vomissements alimentaires ou bilieux, soit avant, soit après le repas. Ces vomissements s'accompagneraient assez souvent de palpitations, *et seraient douloureux*. La région épigastrique est d'ordinaire gonflée. Elle est le siége de douleurs sourdes. V... tousse de temps en temps. La percussion est douloureuse à gauche, surtout au niveau du deuxième espace intercostal. En arrière le son est un peu obscur et la respiration est rude. — Au cœur, léger bruit de souffle au premier temps et à la base. Palpitations, principalement après des émotions. Pouls faible, régulier, à 92.

Après s'être suspendues depuis le mois de novembre 1869, jusqu'au mois de juillet 1871, les règles ont réapparu ; elles ne semblent exercer aucune influence sur la contracture.

Membre supérieur gauche. — La malade serre modérément (40° au dynamomètre). Pas d'atrophie ; mouvements libres. Engourdissement et fourmillement dans les doigts, au niveau des articulations métacarpo-phalangiennes.

Membre supérieur droit. — Il est beaucoup plus faible que l'autre (20° au dynamomètre). Les doigts ont une tendance à se fléchir. Les jointures des doigts, le poignet, l'épaule seraient le siége de douleurs lancinantes revenant par accès, lesquelles font sauter le membre.

Des deux côtés, les différents modes de sensibilité seraient conservés. — Les divers segments des membres supérieurs, mesurés comparativement, donnent les mêmes chiffres (poignets, 0m,145 ; coudes, 0m,22). Des deux côtés enfin, la *contractilité électrique* est conservée. La *sensibilité électrique*, normale à gauche, serait légèrement émoussée à droite.

Membre inférieur gauche. — Il est dans l'extension. La hanche est roide ; néanmoins, on peut lui imprimer de petits mouvements qui donnent lieu à

[1] A partir de cette date, les notes ont été recueillies par nous.

des douleurs assez fortes dans le genou. Cette articulation est un peu plus libre : ainsi la malade parvient à fléchir la jambe sur la cuisse par des mouvements successifs de reptation. Dans ces tentatives, elle éprouverait des douleurs dans le genou et le pied, douleurs qu'elle compare à des craquements, et qui s'irradieraient de là dans la colonne vertébrale. — Le pied est dans l'attitude du *pied bot varus équin*. Les orteils sont d'habitude fléchis, mais on les étend sans peine. L'extension du pied occasionne des mouvements convulsifs des orteils. La sensibilité est conservée.

Membre inférieur droit. — Il est dans l'extension. La hanche est très-contracturée; les tentatives faites pour produire des mouvements déterminent des douleurs assez vives, qui remonteraient jusqu'au cou, en suivant la colonne vertébrale. — Le genou est très-roide. Si on essaye de fléchir la jambe, on donne naissance à des douleurs, non-seulement dans le genou, mais encore dans la hanche et le long du rachis. — Le pied, excessivement roide, présente la déformation du *pied bot varus équin*. Les orteils sont dans la flexion extrême. Lorsqu'on cherche à les étendre, on provoque une souffrance très-forte, excepté pour le petit doigt, qui s'étend un peu.

A 10 centimètres au-dessus des genoux, la circonférence de la cuisse mesure, à gauche, 34 centimètres, à droite 57^{c},5. A 10 centimètres au-dessous des genoux, la jambe mesure 25^{c},5 à gauche et 29 centimètres à droite. — La *sensibilité* au contact et à la douleur paraît conservée. Le chatouillement de la plante du pied déterminerait une sorte d'engourdissement dans tout le membre, mais on n'observe pas de mouvements réflexes. La *sensibilité électrique* est mieux perçue à gauche qu'à droite; la *contractilité électrique*, à peu près normale à gauche, semble diminuée à droite.

Tronc. — Sensibilité assez vive à la pression sur les apophyses épineuses, depuis la septième vertèbre cervicale jusqu'à la base du sacrum. Cette manœuvre est très-pénible au niveau de la septième vertèbre cervicale. La région dorsale serait plus sensible que la région lombaire. La pression est plus vive à droite des apophyses épineuses qu'à gauche. — Les temps humides occasionneraient une exagération de ces douleurs.

La pression de la *région ovarienne*, assez sensible à droite, est indolente à gauche. — La *sensibilité*, dans ses divers modes, est moins nette sur la *moitié antérieure* droite du tronc que sur la moitié gauche. En arrière, la différence est plus accentuée. La sensibilité est encore plus émoussée du côté droit qu'en avant.

Sens. — L'*ouïe* est bonne. Bourdonnements à gauche depuis trois semaines. — Strabisme convergent, plus marqué à droite qu'à gauche, et datant du début de la maladie. La pupille droite est légèrement plus dilatée que l'autre. — La *vue*, bonne à gauche, est assez affaiblie à droite. De ce côté, la malade dit avoir une sorte de brouillard qui l'empêcherait de distinguer les objets. Phosphènes à droite. — L'*odorat* et le *goût* sont intacts.

V... prétend avoir une sensation d'engourdissement et de lourdeur dans la tête, en particulier au niveau de la région temporale. — Nulle trace de paralysie faciale. Les contacts légers seraient moins bien perçus sur la moitié droite de la face que sur la gauche. Il en serait de même pour la sensibilité à la douleur, au froid et à la chaleur.

Juillet 1872. — Depuis le commencement de l'année V... a été soumise régulièrement tous les deux jours par M. Onimus à l'action des courants continus. Voici quelle est, aujourd'hui, la situation des membres inférieurs.

Membre inférieur gauche. — La malade fléchit très-aisément la jambe et la soulève assez bien. La sensibilité électrique est très-vive. Les muscles jumeaux et soléaire se contractent avec un courant induit plus faible que celui qui est nécessaire pour faire contracter les muscles extenseurs.

Membre inférieur droit. — V... plie la jambe sur la cuisse, ce qui lui était tout à fait impossible l'année dernière. Les orteils exécutent même quelques mouvements ; avec les courants induits, on note la même différence entre les muscles fléchisseurs et les extenseurs qu'à gauche ; la contraction n'apparait qu'à l'aide d'un courant très-fort ; un courant moyen ne donne presque rien. Les muscles extenseurs gauches se contractent, encore alors, que avec le même conrant, ceux du côté droit restent immobiles. La *sensibilité électrique* est conservée ; elle est toutefois moins nette qu'à gauche. — Les *courants continus* ne produisent pas de contractions, lorsqu'ils sont appliqués sur les muscles ; mais ils en donnent s'ils sont appliqués sur les filets nerveux. — Le courant ascendant détermine des contractions plus énergiques que le courant descendant.

Dans l'accomplissement des mouvements spontanés, il survient un tremblement composé de petites secousses tétaniques ; il est plus intense à *gauoho* qu'à droite et cesse dès que le membre est convenablement appuyé sur le lit. Il serait de date récente et coïnciderait avec l'institution du traitement. — La *température* prise à la face interne de la cuisse est de 33°,9 à droite et de 33°,8 à gauche [1].

L'histoire de cette malade confirme sous presque tous les rapports ce que nous avons dit de la contracture hystérique permanente. L'existence du terrain hystérique est évidente, malgré l'extrême rareté des attaques, si l'on en croit la malade : il suffit pour s'en convaincre, de l'examiner pendant quelques instants. Chez elle aussi, de même que chez les femmes des observations XI et XIII, la contracture a revêtu successivement toutes les formes. Au début, d'après ses renseignements, la contracture a été *générale* et s'est

[1] Chez Cotte (obs. VIII), *la température* prise sur la même région était à 36°,8 pour la cuisse droite (côté contracturé) et à 36°,7 pour la cuisse gauche. — La température était la même pour les deux membres inférieurs (35°,2) chez Lef... (obs. X). — La température était aussi la même (35°,6) chez Etchevery (obs. XI) pour le membre sain et pour le membre malade. — Ces chiffres semblent indiquer que la contracture reste sans action sur la température.

compliquée de *strabisme*[1], de trismus, d'œsophagisme, d'aphonie, de torticolis, et, après s'être limitée au *membre inférieur droit*, elle a totalement disparu. Toutefois cette disparition n'a été que momentanée. Une *chute*, et c'est là une cause occasionnelle qui n'est pas rare, a rappelé la contracture dans le membre inférieur droit, c'est-à-dire celui qui avait été affecté le plus longtemps. Bientôt aussi, une hématémèse est suivie d'une contracture du *membre supérieur droit* (*forme hémiplégique*). De nouveau, le bras devient libre; mais le membre inférieur est toujours contracturé. C'est alors qu'une réprimande sévère, occasionnant chez la malade un de ces violents accès de colère qui lui ont valu une si mauvaise réputation dans tous les services où elle a séjourné, la contracture quitte le membre inférieur et rend la marche possible.

Quelques années plus tard, la contracture réapparaît dans les membres inférieurs et, à la fin de l'année 1871, nous avions sous les yeux la *forme paraplégique* de la contracture hystérique.

Au mois de janvier 1872, V... est soumise à un traitement par les courants continus et grâce à ce traitement dirigé par M. Onimus, il se produit une amélioration remarquable dénotant les avantages que l'on peut retirer, dans ces cas, de l'emploi méthodique et patient de l'*électricité*. Cette amélioration augmentera-t-elle? Nous ne savons, mais, le résultat actuel, tout incomplet qu'il est, permet d'espérer que dans les contractures hystériques récentes, l'*électrisation* rendra des services.

A une époque antérieure, une action d'un autre ordre est intervenue pour déterminer, elle aussi, un changement avantageux dans la situation de la malade; nous faisons allusion à la violente *perturbation morale* qui succéda aux reproches qui lui furent adressés par M. Charcot en raison de son insubordination. C'est là, du reste, un point sur lequel nous devons insister.

Tous les médecins qui se sont occupés d'une manière scientifique des maladies du système nerveux, connaissent le rôle important que joue l'imagination, soit dans la production, soit dans la terminaison de ces maladies[2]. Ici, un seul point nous intéresse :

[1] Le strabisme a toujours persisté depuis lors.

[2] On trouvera de nombreuses preuves à l'appui de notre opinion dans l'ouvrage remarquable de M. Calmeil, intitulé : *de la Folie considérée sous le point de vue pathologique, philosophique, historique,* etc.

l'action exercée par l'imagination sur la guérison. Elle est incontestable; plusieurs de nos malades en fournissent la preuve. Dans les faits réputés miraculeux et analysés par nous, il est arrivé maintes fois que les malades, persuadées qu'elles obtiendraient un soulagement à leurs maux en se rendant sur le tombeau de tel ou tel *saint*, parvenaient à se lever du lit où elles étaient confinées depuis des mois ou des années et à marcher à l'aide de béquilles [1]. Ainsi fit Raoul Péronne en 1661 (voy. page 17). L'amélioration existait donc déjà avant que les débris du saint eussent opéré. L'intervention seule de la volonté avait suffi pour produire une amélioration. Et cette amélioration les préparait encore davantage à subir l'influence de leur imagination exaltée. Les malades choisissaient pour leur pèlerinage un jour spécial, souvent celui de la fête du saint. « Toutes leurs idées, toutes leurs espérances étaient dirigées vers ce jour auquel seulement le saint secourable devait miraculeusement guérir leurs souffrances. Naturellement l'excitation du corps et de l'esprit croissant avec la foi, arrivait en ce jour, à son point culminant [2]. » Et, dans le bon vieux temps, la croyance superstitieuse aux reliques agissait de la même façon que, de nos jours, le fameux zouave guérisseur.

Toutefois, le contact des reliques, le décubitus sur les tombeaux, pas plus que la visite au zouave, à tous les croyants ne procuraient la guérison. Parfois, dans les deux cas, on a vu se produire un amendement, même considérable. D'autres fois, il n'y avait aucun changement dans la condition du malade. Naturellement, les gens qui tiraient profit de la crédulité publique avaient grand soin de tenir ces insuccès cachés. Ne fait-on pas encore tous les jours la même chose?

A l'influence que l'imagination accordait aux tombeaux, aux os des saints substituez une émotion morale vive, une peur, une réprimande, et vous aurez le même résultat (obs. VII, XIV). La cautérisation transcurrente ayant déterminé une violente perturbation morale chez une malade de M. Nonat, la contracture s'évanouit. A ses malades atteintes de contracture hystérique, M. Barwell appliquait des sétons filiformes et leur persuadait que la disparition de la maladie

[1] D'autres influences morales ont le même effet, par exemple la *peur*. (Voy. l'histoire de Jeanne Fourcroy, p. 16).

[2] *Des Rapports entre l'hystérie et les affections convulsives épidémiques*, etc., par Valentiner, traduction faite par notre ami E. Teinturier. (*Mouvement médical*, 1872, n°s 20 et 22.)

coïnciderait avec celle du séton. L'imagination de la malade était frappée, l'esprit tout entier était attaché à la surveillance de la petite plaie et souvent grâce à ce subterfuge le médecin anglais a obtenu des cures définitives.

Qu'est-ce qui intervient dans tous ces cas? Nous trouvons une réponse excellente dans le passage suivant : « L'influence de la volonté et surtout de l'imagination, influence toute morale, singulièrement puissante, et par laquelle s'expliquent tant de guérisons inattendues, dont bon nombre est attribué à la vertu de quelque recette ridicule ou à l'intervention d'un pouvoir surnaturel. » (Axenfeld, *des Névroses*, p. 636.)

Les partisans plus ou moins sincères du surnaturel peuvent nous demander si, à leurs miracles, dans lesquels la guérison a été subite, nous avons à opposer des guérisons semblables. Oui, dirons-nous. Des malades guérissent soudainement comme les hystériques exploitées par les thaumaturges, et cela sans prêtre, sans médecin. Telle fut, entre autres, Giovanna (obs. III). Nous lisons en effet dans son histoire que, alors qu'on la croyait sur le *point d'expirer*, *elle se leva* et se dirigea vers une table où il y avait du pain en disant à sa sœur épouvantée : « Ne crains rien, je suis guérie ; va et informes-en notre mère. » Nous n'ajouterons aucun commentaire. Nous nous bornerons à dire que, en résumé, nous croyons avec MM. Axenfeld, Barwell, Briquet, Charcot, Littré, etc., que toutes ces guérisons où l'on fait intervenir une puissance inconnue trouvent leur explication dans des influences tout à fait naturelles.

APPENDICE

Note A. *Obs. de M. Boddaert* (Résumé).— Joséphine C..., à la suite d'une vive frayeur présenta les caractères de l'hystérie non convulsive (15 ans). A 20 ans, compression brutale du sein, d'où une névralgie mammaire; chagrins, modification du caractère. A 22 ans, *pied bot varus* dont le mode d'évolution n'est pas indiqué. La *faradisation* des muscles péroniers amena promptement la guérison. — En juin 1868, la malade ayant 23 ans, on observa successivement une attaque de convulsions, une forte dyspnée et un accès de catalepsie qui dura plus de vingt-quatre heures.

Les règles sont régulières. Le jour qui précède le premier jour de l'écoulement, douleur à l'hypogastre et à la région lombaire. Elles se compliquent fréquemment de nausées et même de vomissements, de céphalalgie sus-orbitaire, de gastralgie. Santé bonne en août. A la fin de ce mois, fatigues physiques, émotions morales qui rappellent l'hystérie (malaise général, céphalalgie, palpitations, douleur le long du rachis, vertiges avec chute, agitation).

A ces phénomènes qui s'aggravent s'ajoutent, le 10 septembre, une douleur intense siégeant à la hauteur des dernières vertèbres dorsales et des premières lombaires, de l'épigastralgie, du tympanisme, de la roideur et de la fatigue dans les jambes. Le 12, règles.

Le 15 septembre, après avoir, depuis son lever, senti dans la jambe gauche comme une espèce de travail, des fourmillements, des picotements, une impression de froid, la *contracture* se déclara. Le pied, dans une position intermédiaire à la flexion et à l'extension, décrit une légère courbe à convexité externe, marquée surtout à l'avant-pied, ce qui fait que l'extrémité antérieure est portée en dedans. Le bord interne est relevé et excavé; l'externe convexe repose sur le sol. Saillie de la tête de l'astragale et de la malléole externe; effacement de la malléole interne. En somme, *pied bot varus* direct.

Le tibial antérieur, le triceps sural, mais à un moindre degré, paraissent durs, rigides et forment sous la peau un relief plus ou moins marqué. Ils sont le siége de douleurs lancinantes. Tension des tendons des jambiers antérieur et postérieur et du tendon d'Achille. — Sur la face antérieure du pied et de la jambe jusqu'à trois centimètres au-dessus des malléoles, analgésie et anesthésie. A la face plantaire, légère diminution de la sensibilité. La *température* de la région insensible est un peu abaissée; J. C... y accuse une sensation de froid. Les tentatives faites pour redresser le pied, du reste infructueuses, déterminent des douleurs violentes. La station verticale, la marche sont pénibles.

La malade est mieux le matin; après 2 ou 3 heures de sommeil, la contracture diminue notablement (nous n'avons rien vu de pareil chez nos malades). — Un liniment *chloroformé*, une mixture avec du *laudanum* et de la *valériane* n'amènent aucun changement. — La *faradisation*, employée le 18 et le 19, aggrave plutôt les symptômes locaux.

Le 20, application de 4 *ventouses scarifiées* sur le trajet du tibial antérieur et de 3 autres à la hauteur du triceps sural. Immédiatement après on ramène, par un léger effort, le pied dévié dans sa position normale; il s'y opère comme une espèce de détente. Catapl. laudanisé; repos.

Le 21, l'attitude normale du pied se maintient. L'anesthésie et l'analgésie ont cessé trois heures après l'application des ventouses. Le retour de la sensibilité a été précédé de fourmillements.

Le 22, appareil ouaté pour immobiliser la jambe et la préserver du froid. A la fin du mois, guérison.

21 *octobre*. — Vive frayeur: globe hystérique, aphonie, céphalalgie, rachialgie, épigastralgie, *contracture des masséters*. Celle-ci disparaît le soir après l'application de 2 *sangsues* sur chaque masséter. Les autres accidents disparaissent le lendemain. — Cinq mois plus tard, après des phénomènes précurseurs analogues, fourmillements dans la jambe gauche pendant les deux premiers jours de l'écoulement des règles et consécutivement formation d'un *pied bot équin-varus*. 4 ventouses scarifiées sur le trajet du triceps sural suffisent pour produire le relâchement du muscle contracturé. (*Loc. cit.*).

Des faits analogues ont été recueillis et publiés par le docteur Little *a Treatise on the nature and treatment of club foot and analog. Distorsions*, (London, 1839. Case, 25.), par C. Bell (*the Nervous system of the Human Body*, 3e édit., 1836. Case 177), par M. F. C. Skey (*Hysteria*, etc. *Six lectures delivered to the students of Saint-Bartholomew's Hospital*; 3e édition, 1870, p. 102).

Note B. *Hystéro-épilepsie*. — Nous avons dit que Buquet était sujette à des attaques hystériques et épileptiques. Cette coexistence d'attaques très-différentes mérite une courte explication. Voici aujourd'hui quelle est, sous le rapport de la division de ces attaques, l'opinion la plus plausible et que nous résumons d'après M. Charcot. 1° L'épilepsie existe seule; — 2° l'hystérie existe seule; — 3° une même malade est sujette à des attaques hystériques et à des attaques épileptiques distinctes les unes des autres; — 4° certaines malades ont des *attaques hystériques* auxquelles se mêlent des *symptômes épileptiformes :* c'est à cette association qu'on a plus particulièrement donné le nom d'hystéro-épilepsie. En réalité, ce qui domine, en pareil cas, c'est l'hystérie et les malades ne sont nullement exposées aux accidents ordinaires des épileptiques qui ont des accès répétés (état de mal grave avec élévation considérable de la température, démence, etc.) (Voy. pour plus de détails: Bourneville, *Études cliniques et thermométriques sur les maladies du système nerveux.*)

Note C. — La première partie de l'observation de cette malade a été insérée dans la thèse de M. Dunant (*Recherches et observations sur l'hystéro-épilepsie*, p. 49 ; Paris, 1863). — Nous devons ajouter, pour compléter ce que nous avons dit de la contracture de la langue, qu'il y a, en même temps, une anesthésie complète de la muqueuse linguale et de la muqueuse buccale. Le goût aussi est aboli.

Note D. — A partir du 31 mars, les attaques ont diminué de fréquence et, depuis le mois de mai, cette jeune fille est revenue à l'état qu'elle présentait avant l'apparition de l'état de mal hystéro-épileptique qui n'a modifié la contracture en aucune façon. Nous donnerons l'histoire détaillée de l'état de mal hystéro-épileptique et le tracé de la température dans nos *Études cliniques et thermométriques sur les maladies du système nerveux.*

Note E. — Voici un complément de l'exploration électrique chez Etchevéry (*Courants continus*). « La *sensibilité électro-musculaire* a disparu. Lorsque les rhéophores sont appliqués sur les muscles, les courants continus donnent peu de contraction. Les contractions sont, au contraire, très-manifestes et très-faciles à obtenir en plaçant les rhéophores sur le trajet des nerfs musculaires. Le courant ascendant donne des contractions un peu plus énergiques que le courant descendant, mais la différence est très-minime. » (Onimus.)

Addendum. — A propos de l'*ischémie hystérique*, nous avons dit (p. 9) que la piqûre de la peau ne donnait pas de sang. Il est bien entendu — et cette remarque est nettement indiquée dans le passage de M. Liégeois, que nous avons cité en note, — que si la piqûre intéressait un tronc vasculaire, si elle portait sur des veines sous-cutanées assez volumineuses, il y aurait un écoulement sanguin.

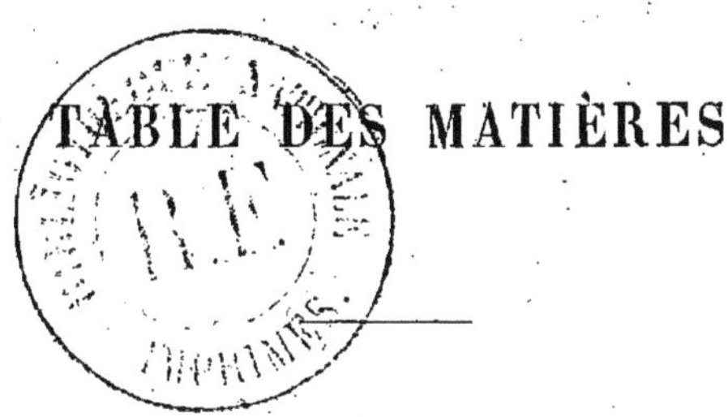

TABLE DES MATIÈRES

PARIS. — IMP. SIMON RAÇON ET COMP., RUE D'ERFURTH, 1.

www.ingramcontent.com/pod-product-compliance
Ingram Content Group UK Ltd.
Pitfield, Milton Keynes, MK11 3LW, UK
UKHW020922180726
13838UKWH00002B/703